難病を99%治す技術

ハタイクリニック院長
西脇俊二 著

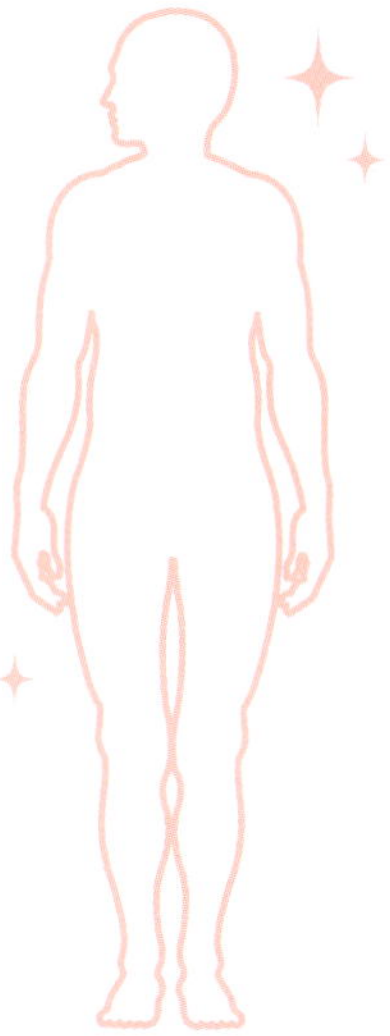

糖尿病・高血圧・
アトピー・膠原病も恐くない！

実務教育出版

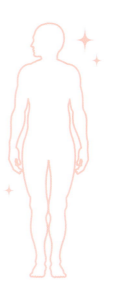

はじめに

「もともと精神科医として医師のキャリアをスタートさせたあなたが、なぜ代替医療をはじめたのですか？」

精神科医としてはやっと脂がのってきたという時期に、思い立ってアーユルヴェーダや漢方、超高濃度ビタミンC点滴など代替医療をメインに治療すべく、現在の病院の院長に就任したのは２００９年のことでした。僕の経歴を知る人は、あまりの転身ぶりに驚かれるのか、よくこの質問をされます。

理由のひとつは、僕の両親がふたりともガンで亡くなってしまったことです。２００７年に父親に末期の肺ガンが見つかりましたが、抗ガン剤も効かないまま、わずか２週間後に亡くなってしまいました。その１カ月後、今度は母親に大腸ガンが発覚し、１年はもたないだろうと宣告を受けました。

このときは、父親のように抗ガン剤を使わず、兄が漢方系の薬剤師で、姉も漢方を勉強していたこともあり、漢方薬だけの治療を選択しました。漢方薬のおかげだったのか、母はそれから5年も生きることができましたが、ガンは消えることはなく、最期は肺炎を患って亡くなりました。

僕は突然襲ったこの出来事で、西洋医学の抗ガン剤も、代替医療の漢方もガンを治しきれないことを思い知りました。しかし、どうにかしてガンを治せないものかと、ずっと思案していました。

そこでたどり着いたのが、超高濃度ビタミンC点滴と絶糖を組み合わせるという画期的なガン治療法です。詳しい話は後章にゆずりますが、この治療で、ガンはあっという間に完治してしまったのです。「治せない病気の筆頭であるガンが、こんなにあっけなく治るなんて」と僕は衝撃を受けました。そして、希望を見いだすことができました。

もしかすると、今まで完治させることをあきらめていた数多くの病気も、現代の医学で治すことができるのではないか。

そう感じた僕は、**西洋医学だけに頼らない、かといって代替医療だけに偏らない治療、真に患者さんのためになる治療**を続けたいと願い、現在院長を務めるハタイクリニックにたどり着きました。

そして、絶糖による食事療法を行うだけで、国民病といわれる糖尿病（2型）と高血圧を、

100パーセント治せることを実証してきました。

ガンの患者さんは、糖尿病や高血圧症を併発している人も少なくなく、ガン治療をしている間に、いつの間にか糖尿病が治っている、ということもあります。

すでに**糖尿病と高血圧については、「治す」という意識は僕のなかにはなくなっていて、単なる体の変化が起きた、というほどの認識**に変わっています。それほど、治すのは簡単なのです。

そして現在は、**難病と呼ばれるアレルギー疾患、アトピー性皮膚炎、関節リウマチ、潰瘍性大腸炎などの自己免疫疾患を治す免疫置換療法という治療**をはじめています。

医師に治らないと宣告され、つらい症状を抱えたまま副作用のある薬を飲み続けている人は、この本を開いてみてください。

難病すら克服できる画期的な治療法がここにはあります。

目次

1章

免疫置換療法でアトピーが完治する

2章

必ず治る生活習慣病
～絶糖で糖尿病、高血圧、痛風も完治―――61

3章

自己免疫疾患に絶大な効果をもたらす新治療　107

4章

うつ・パニック障害がウソのように消えた

145

5章

難病を根治するスーパーメソッド

序章

なぜ糖質を完全オフにすると難病でも治るのか

ビタミンC点滴と断糖の食事療法を
組み合わせた結果末期ガンが消えた。
この奇跡からすべてが始まった。

●糖は人間にとって「害悪」なもの

僕が絶糖と出合ってから、8年以上が経ちます。今でこそ世の中は、糖質オフ、糖質制限の本で溢れるようになっていますが、当時はやっと糖質制限という概念が世間に知られはじめたころでした。

そのころの僕は精神科医として、病院や研究機関で自閉症などの治療や研究に携わっていました。あるとき、「糖尿病患者とうつ病患者には関係性がある」という研究を目にしました。これを研究されていたのが兵庫県加古川市《かこがわ》で崇高《すうこう》クリニックの院長を務める荒木裕《あらきひろし》先生だったのです。

荒木先生は、ノンカーボ（無炭水化物）ダイエットの第一人者として、肥満症や糖尿病に対する入院治療を導入した先駆者です。さっそく体験入院をさせてもらうと、たしかに体の調子がよくなった感じがしました。「これは効果があるのでは」と考え、自分でも絶糖を試してみることに。最初から気合いを入れて、1日5グラム以下の徹底した糖質管理を行いました。

すると、1カ月で約5キロ減、2カ月目も5〜6キロ減り、3カ月目には17キロも痩せたのです。しかも、僕は決して肥満体ではなく、少しお腹が出ているかな、という程度でしたから、正直、こんなに体重を落とせるとは考えてもいませんでした。

とにかくダイエットという面では抜群の効果が出たことで、絶糖の理論の正しさを実感したのです。同時に、今までなんの気なしに食べていた糖の、多大な悪影響にも気づかされることになりました。

炭水化物や糖質といわれる糖は、体脂肪を増やし、糖尿病や高血圧、動脈硬化、ガンが発生する確率を上げ、精神疾患の悪化を招きます。

そして糖には、麻薬と同じような**中毒性**、**依存性**があります。食後のデザートは別腹とばかりに、満腹の上に甘いものを食べてしまうことはないでしょうか。これが、肉や魚などのタンパク質であれば、別腹でもう少し食べたいとは思わないはずです。糖を含む果物や砂糖などの中毒症状で満腹の感覚を狂わされ、食べすぎを引き起こしているのです。

糖を摂《と》ると、消化管で分解されてブドウ糖になり、これが血液中に吸収されます。そして、体の細胞が活動するのに必要なエネルギー源として消費されますが、現代人の運動量は落ちる一方なので、消費されることなく臓器や筋肉などに中性脂肪として蓄積されたり、皮下脂肪や内臓脂肪の増加や肥満を招くことになります。

そもそも、人間の祖先は500万年前に誕生していたとされますが、稲作がはじまったとされる約6000年前までの長い間、主に肉と魚を食して生活してきました。糖質である米を主食にする歴史はまだまだ浅いからなのか、僕は糖が人間の体になじんでいるとはあまり思えないのです。

高血圧、糖尿病、動脈硬化など生活習慣病といわれる症状や病気も、糖のしわざによるものです。厚生労働省によれば、2011年の時点で、高血圧の継続治療を受けている患者数は906万7000人。糖尿病の人口は2012年の統計で約950万人ですから、その数の多さはまさに国民病といっていいでしょう。

さらには、糖はガン細胞のエサなので、**糖を摂るということは、ガンの成長を促進させているることになります。**現在はガンではない人も、糖を摂っているだけでガン発生のリスクが上がってしまうのです。

糖は、体の機能だけでなく、**統合失調症、うつなどの精神疾患にも悪影響**を及ぼします。糖を摂ると、脳内物質のセロトニンやドーパミンなどの分泌量が低下します。たとえばドーパミンが不足すると、物事への関心が薄れ、だるさや意欲低下を引き起こすので、人格が変わってしまうこともありうるのです。糖を過剰摂取する状態が続くと、ひどいときには健康だった人がうつ病にかかってしまうこともあります。

このように、糖は現代の人にとって百害あって一理なしの無駄な栄養素といわざるをえません。もっといえば、**糖は病気を引き起こす害をもたらし、老化を促進する「害悪」**です。

●絶糖をすることで受けられるさまざまな恩恵

では、糖を絶つと、どんなメリットがあるのでしょうか。

まずは、僕の体験からもわかるとおり、めきめきと目に見えて痩せていきます。僕の場合は有酸素運動であるジョギングをほぼ毎日と週2回の筋トレを行い、1日の糖の摂取量も5グラム以下に落とすという、徹底した絶糖でした。自分でもびっくりするぐらいのスピードで痩せたのですが、そこまでやらなくても、意識して糖を食べないだけで、中性脂肪の生成を抑えることができます。絶糖開始から3日後には、体重減少などの結果が目に見えて現れてくるでしょう。

絶糖を3週間続けられると、体脂肪率が下がり、筋肉も増えて基礎代謝量も上がるようになります。そこまでくれば、太りにくい体がつくられているので、付き合いで多少の糖を摂ってもリバウンドすることはありません。

女性であれば、美容も気になるところでしょう。絶糖で血液中から糖が少なくなると、余分な糖とタンパク質が結びついて変性、劣化するAGEs（終末糖化産物）が産出されにくくなります。AGEsは老化を進める物質ともいわれ、肌のしみ、しわ、くすみなどは、肌コラーゲン、つまりタンパク質がこのAGEs化していることが原因です。そのもととなる糖を絶つことにより、**肌年齢は格段に若くなります**。

このAGEsは、認知症の原因としても知られ、血管を硬直化、臓器や細胞、骨をもろくさせる諸悪の根源です。このAGEsをいかに防いで老化を遅らせるかが現代の健康維持のキーワードとなっていて、さまざまな研究が進んでいますが、なんのことはなく、絶糖ひとつでAGEsの発生を抑えることができるのです。

絶糖をすると、頭がすっきりする感覚を覚える人が多いと思いますが、これも、糖を抜いたからこその効果です。また、昼食後に眠くなるのは、当たり前だと思っていませんか。実は、食後に眠気が出るのは、糖を食べた人だけです。

やる気を出させ、学習意欲などをもたらす神経伝達物質としてドーパミンがよく知られています。ラーメンや丼ものなどにたっぷり含まれる糖は、ドーパミンの放出量を下げる作用があります。この糖を抜くわけですから、ドーパミンも正常の放出量になり、**糖を摂っていたときより仕事の効率が上がって頭もすっきり、やる気が出る**のは当然のことなのです。

また、仕事の効率を上げたいとチョコなどお菓子を食べたり、疲れた脳には甘いものが効くと信じている人がいますが、どちらも間違いです。精製糖など糖質の高いものを食べた途端、血糖値は急激に上昇します。急に上がった血糖値を下げるために、膵臓《すいぞう》からはインスリンが分泌されます。しかし、糖度が高いとインスリンが出すぎてしまい、今度は低血糖状態になり、血糖値を再び上げるべく、アドレナリンなどが分泌されます。

この急激な働きがホルモンバランスを崩して精神不安定な状態を招くとともに、交感神経が優位になり、アドレナリンの作用である思考力減退が起きたり、短気になってキレやすくなるなどの症状が現れます。絶糖をしていれば、このような感情の乱高下は抑えられます。

生活習慣病など、慢性の病気にもてきめんに効くのが絶糖です。**糖を抜くと、糖尿病が劇的によくなる、というか、はっきりいって完治します。**早い人は3日で血糖値が一気に正常まで下がります。2型（インスリン分泌不全／抵抗性）であれば100パーセント、1型

（インスリン欠乏）もほとんどが改善します。

高血圧の人の場合は、もう少し時間がかかりますが、こちらも**絶糖で100パーセント治せる症状**です。糖尿病、高血圧が治る絶糖の効果については、2章で詳しく解説します。

絶糖のメリットを最大限に享受できるのは、日本人の死亡率第1位の病気、ガンを患っている人ではないでしょうか。

僕のクリニックには、ガンを患った人、しかも余命3カ月と宣告された深刻な症状の人も訪れます。まずは絶糖をはじめてもらえるように、ガンの主なエサは糖だという説明をします。そして、ビタミンC点滴（後で詳しく説明します）を受けてもらいます。

余命1年といわれた肺ガンの女性は、2カ月半でガンが消滅。ビタミンC点滴と絶糖を4カ月強続けた女性は、ガンの肺転移巣が消失、ついでに糖尿病と高尿酸血症も改善してしまいました。

最近では、**治す手立てがないといわれているアトピーなどの自己免疫疾患にも、免疫置換療法と絶糖を組み合わせる治療法が効く**ことがわかってきました。これは第1章で詳しく説明しましょう。

●糖を知って、糖を抜く

　ガンすら遠ざける絶糖を行うには、まず、敵となる糖を知ることが大切です。

　炭水化物（糖質）は、脂質、タンパク質とともに、人間になくてはならない三大栄養素のうちのひとつとされています。タンパク質は骨、筋肉、血液、毛髪などあらゆるものの構成成分であり、人間の体に不可欠な栄養素です。脂質は、細胞膜の形成や体の大半を占める水分のバランスを保ち、皮脂によって水分の蒸発を防ぎ、ばい菌から肌を守る働きがあります。また、炭水化物やタンパク質が出す熱を守り、体温を保ちます。

　では、炭水化物の役割はというと、摂取後に肝臓で分解され、ブドウ糖と脂肪になり、活動エネルギーで使われる以外は脂肪分として体に蓄積されます。炭水化物の役割はたったこれだけです。

　必須アミノ酸、必須脂肪酸という言葉を聞いたことがあるでしょう。必須アミノ酸はタンパク質、必須脂肪酸は脂質を構成する成分です。「必須」の名のとおり、どちらも体にはなくてはならないものですが、「必須炭水化物」「必須糖質」などという言葉はありません。そこからも、炭水化物の重要度が高くないことがわかります。

しかし、厚生労働省が定める炭水化物の目標摂取量は、男女とも1日の総食事量の50〜65パーセント。たとえば30〜49歳の女性で身体活動レベルが普通であれば、1日約287・5グラムを摂取するようすすめています。茶碗1杯分の炭水化物の量は約55グラムですから、1日ご飯を5杯食べろ、ということになっているようです。

前にも述べたように、現代の人たちの運動量は、昔と比べて格段に落ちています。江戸時代であれば、どんなに遠方に行くにも徒歩が基本。全身を動かすぞうきんがけの掃除、洗濯板で1枚1枚手洗いをしていた洗濯、料理は水汲みからはじめていました。いかに今の私たちが動いていないかがわかるでしょう。

これを踏まえなくても、激しい運動をするわけでもない大人の女性が1日のうち、お茶碗5杯分のご飯の量の炭水化物を摂るのは、普通に考えても食べすぎだということがわかるのではないでしょうか。

「それでも、糖質のエネルギーは脳に必要なのでは……？」と思う人もいるかもしれません。脳のエネルギー源はブドウ糖だけだと長い間いわれ続けてきたので、糖質がなければいけないような気になります。

ですが、タンパク質も、糖質が足りなくなると肝臓で分解され、ブドウ糖と脂肪を作ります。脂質も普段は中性脂肪として蓄積されていますが、糖質が不足すると、脂肪酸とグリセロールに分解され、一部の脂肪酸が肝臓でケトン体になります。ケトン体は心臓、腎臓、脳の神経細胞のエネルギー源として使うことができます。

つまり、**タンパク質からも脂質からも脳への栄養を作る・蓄積することができるので、糖を食べないからといって栄養不足に陥ることはない**のです。

糖は必要ないどころか、中毒症状を引き起こすことは先ほど述べました。糖を摂取すると、脳内からβ－エンドルフィンという神経伝達物質が放出されることがわかっています。これは別名「脳内麻薬」とも呼ばれ、モルヒネの数倍の鎮痛効果があり、幸福感を得られ、気分が高揚するという作用があります。

ご飯や甘いお菓子を食べるとβ－エンドルフィンが出て、おいしく感じます。このβ－エンドルフィンをたくさん出したいために、糖質の摂取がやめられなくなってしまうのです。これは、糖がお酒やタバコと同じ依存性物質であることを示しています。

また、糖を抜くダイエットが危険だという論を唱える医師がしばしばメディアに登場していますが、どの方も、危険の論拠としているのは、アメリカの循環器学者ロバート・アトキンス医師が提唱したローカーボダイエットのようです。

アトキンス医師のローカーボダイエットは、糖質量を1日20グラムまで落とし、肉や乳製品などの動物性脂肪はいくら摂ってもいいという方法でした。大筋の理論は僕がすすめる絶糖と変わらないですが、違うところは動物性脂肪を過剰摂取してもいいということと、ある程度の期間が過ぎたら糖の摂取量を増やすというところです。

脂質は体にとって必要ですが、摂りすぎはもちろん体にダメージを与えます。糖を制限して体重が落ちたり、体の調子が戻ったあとは、なるべくそのままの糖質量をキープしてほしいと思います。実際、体が軽くなり、仕事のパフォーマンスが上がる状態を経験してしまうと、自然に糖を控えるようになることが多いのです。

僕自身、糖を抜く生活を続けてきていますが、不調どころか最近ますます元気になりつつあります。絶糖が、イコール危険につながるものではないことをここに記しておきます。

●食べてほしくない食品、食べてもいい食品

実際に糖を絶つには、糖がどんな食材にどれだけ含まれているかを知ることが大切です。糖は、あらゆる食材に含まれています。なかには意外な食材に多くの糖が含まれていることもあります。

まず、糖と聞いて思い浮かぶのは、砂糖ではないでしょうか。絶糖では食べることを極力避けたい食材です。とくに知っておいてほしいのは、精製された砂糖からは、原材料であるサトウキビやビートに含まれていたビタミンやミネラルがすべて取り除かれています。つまり、**砂糖は自然界には存在しない食品添加物**ということです。

精製された砂糖は、ビタミンやミネラルがないだけでなく、強酸性を持つ食品です。酸性食品である砂糖を大量に摂取すると、酸性を中和するために体内のミネラル分が大量に使われることになります。ミネラル分のうち、最も多く消費されるのはカルシウムで、量が足りなくなると、歯や骨を溶かして供給をはじめます。これが砂糖を食べると虫歯になるという理由のひとつです。また、体内で分解される過程でビタミンB_1も消費するので、欠乏症を起こしやすくなります。

ビタミンB_1が欠乏すると、手足がむくみ、しびれや倦怠感が現れます。ひどくなると脚気やウェルニッケ・コルサコフ症候群などの重度な病気になることもあります。日露戦争時、海軍では玄米食を取り入れていましたが、陸軍では白米を食べていたために脚気が蔓延し、銃弾で死ぬよりも脚気で死んだ人の方が多かったという話は有名ですね。

苛性《かせい》ソーダ、硫酸などの劇薬を使い、精製に精製を重ねた白砂糖はもちろん、グラニュー糖、三温糖、黒砂糖、氷砂糖、メープルシロップなども、精製の程度の違いこそあれ、体に害を及ぼす糖であることに変わりはありません。

砂糖と同じく、精製された白米、麺、パンも、ご存じの通り、糖がたっぷりの食品です。これらも食べてほしくない食品です。どれも精製された酸性食品であることを理解してください。体のなかで分解されるときに、ただでさえ不足しがちなビタミンやミネラルが奪われてしまい、さらに食べた途端に血糖値を爆上げして脂肪をためやすい体をつくる原因となるのです。

気をつけたいのは春雨です。コンニャクやしらたきは糖が少ないですが、春雨は100グラム中に糖質が約83グラムも含まれます。海藻類は糖が少ないものが多いですが、素干し昆布だけは要注意です。100グラム中に糖質は30・8グラムもあります。

糖が含まれるのは、精製された食品だけではありません。野菜であれば、ジャガイモ、サツマイモなどの芋類、レンコン、ゴボウ、タマネギなどの根菜類、カボチャ、トウモロコシ、

食べてもいい食品

- 肉、魚、卵

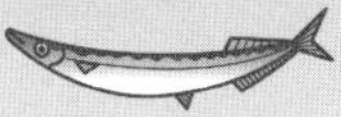
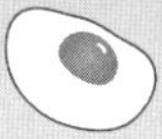
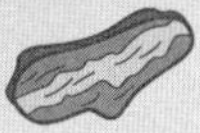

- ほうれん草、チンゲンサイ、レタス、アボカド、カリフラワー、ブロッコリー、アスパラ、ズッキーニ、きのこ類、コンニャク、しらたき
- 豆腐などの大豆製品、ナッツ類

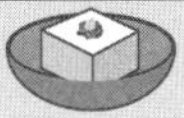

- 白湯、紅茶、蒸留酒（焼酎、ウイスキー、ウオッカ）、ビール（麦芽とホップと水のみでつくられたもの）など

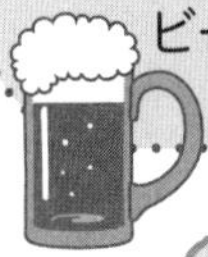

食べてほしくない食品

- 砂糖（白砂糖、グラニュー糖、三温糖、黒砂糖、氷砂糖、メープルシロップなど）

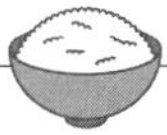

- 白米、麺類、パン
- イモ類（ジャガイモ、サツマイモなど）、根菜類（レンコン、ゴボウ、タマネギ）、カボチャ、トウモロコシ、トマト、キュウリ、ナス

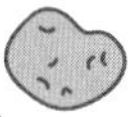

- 果物全般

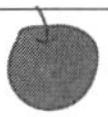
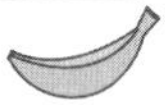

- 乳製品、プロセスチーズ、ケチャップ、ソース、オイスターソース

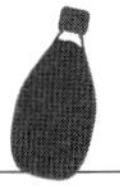

- 日本酒、ビール（米やコーンスターチなどの副材料の入ったもの）、ワイン　　など

トマト、キュウリ、ナスなど。葉物類は比較的糖が少ないですが、キャベツや白菜の茎の部分には意外と多くの糖が含まれています。

果物はヘルシーというイメージが強い食材ですが、残念ながら果物全般に含まれる果糖は、AGEsを産生する糖化反応がブドウ糖の10倍以上も起こりやすいことがわかっています。絶糖中には絶対に食べてほしくない食材です。

乳製品やプロセスチーズも糖が含まれています。アルコールは、日本酒、米やコーンスターチなどの副材料を使っているビール、ワインなどに糖質が多く含まれます。

調味料にも気をつけなければいけません。ケチャップやソースは野菜の糖がギュッと詰まっているので、糖質は高めです。コチュジャンやテンメンジャン、オイスターソース、バルサミコ酢、ポン酢、米酢なども使いすぎないように気をつけましょう。

糖の含有量が少なめで、絶糖でぜひ食べてもらいたい食材は、なんといっても肉と魚です。タンパク質もミネラルも豊富なので、お腹いっぱい食べてもらいたいのですが、脂身の多い肉ばかりたくさん食べるのは控えてください。せっかく糖を抜いていても、糖尿病などの生活習慣病にかかりやすくなります。

完全栄養食といわれる卵も糖が少なく、おすすめ食材です。ほうれん草、チンゲンサイ、レタスなどの葉物は糖が少ない野菜です。もやし、カリフラワー、ブロッコリー、アスパラ、ズッキーニなどもおすすめですが、できれば糖が多い茎《くき》の部分ははずしてください。

豆腐などの大豆食品、舞茸《まいたけ》などのきのこ類、アーモンドなどのナッツ類、バター、チーズ、砂糖などが入っていない生クリームもＯＫです。

果物で唯一、毎日のように食べてもらいたいのがアボカドです。アボカドはほとんどが食物繊維なので、糖質は１００グラム中０・９グラムと、驚きの低糖食材です。ビタミンＥ、鉄、リン、葉酸が豊富で、美容にもいいことだらけの果物です。

飲み物は白湯や、紅茶などの発酵させたお茶がおすすめです。焼酎、ウイスキー、ウオッカなどの蒸留酒や、添加物が入っていない麦芽とホップと水のみで造られたビールは飲酒ＯＫです。調味料では、塩、こしょう、醤油、豆板醤《トウバンジャン》、卵と油と酢のみで作られたマヨネーズなどが糖質低めでおすすめです。

●絶糖とビタミンC点滴でガンも治る

僕が実際に絶糖を継続してみて痛切に感じているのは、絶糖で得られる健康メリットは、食事に気を使う面倒くささを遥かに上回っているということです。なんといっても、ガンですら完治させてしまうこともあるほどなのですから。

絶糖とビタミンC点滴とを組み合わせて行うことによって、ガンをも治してしまうことはすでに述べましたが、そもそも、この組み合わせをガンを患った人にはじめて施したのは、僕がまだ都内の精神病院に勤めていた2007年のことでした。

勤務する病院の隣に、系列の介護施設がありました。その施設のある女性職員に、31歳の若さで末期の子宮体ガンから肺転移が発見されてしまったのです。診察をした大学病院では、余命3カ月といわれたそうです。

僕は、それ以前から代替医療に興味があり、漢方をはじめとしてアーユルヴェーダ、ホメオパシー、マクロビオティック、気功など、さまざまな代替医療を片っ端から研究していました。興味が湧いたら、どんなに遠方でもセミナーを受けに行き、自分でやってみないと気がすまない性分なのです。

その過程で、超高濃度ビタミンC点滴の認定医資格を取ったり、流行しはじめた低インシュリンダイエットに興味を持ち、いろいろ調べたりしていました。

ある日ふと、無心に頭を洗っているときに、「ビタミンCと絶糖、このふたつを組み合わせたら、ガンが治ってしまうのでは」とひらめくものがあったのです。ただし、同僚医師との飲み会でしゃべったことはあっても、精神科医である僕が、このひらめきを実行に移すことはありませんでした。

それが、女性職員のガン発見でにわかに急展開しました。同僚で内科の女性医師がビタミンC点滴と炭水化物を抜くという僕の思いつきを覚えており、僕にその治療をやってほしいといってきたのです。

もちろん戸惑いましたが、**ビタミンC点滴も絶糖も副作用がない治療**です。やれる環境があるならやるべきだと思い、ガン治療を行ってみることにしました。

病院の理事長も治療を許可してくれて、病院内に点滴スペースを設けてくれました。大学病院で抗ガン剤を投与される日以外、1カ月で25日間、100グラムのビタミンCを3時間かけて点滴してもらい、さらにご飯、お菓子、果物などの高糖質食材を食べないようにしてもらいました。

超高濃度ビタミンC点滴は、保険が利かないために、自己負担が重く高額です。それでも、若い女性が理想的な回数で点滴を受けられたのは、周囲の人のあたたかいサポートのおかげでした。

2カ月後の画像検査では、転移していた肺のガンがきれいに消えていました。驚きとともに、末期のガンでも治る希望が出てきたことに一同喜びました。

そして、5カ月後。子宮体がんの腫瘍マーカーの値は、正常値まで減少。CTスキャンでも、腫瘍の影は認められませんでした。余命3カ月といわれた女性が、こんなに早く完治してしまったのです。想像以上の結果に、この治療法はガンを治せるんだという確信を持ちました。

その後、2008年には、現在のハタイクリニックで週1日の診察を受け持つようになり、幡井《はたい》先生が他界されて、院長に推されました。ここで代替医療の幅を広げ、ビタミンC点滴療法と絶糖指導を行うようになると、口コミでガンの人が来院するようになりました。

たとえば48歳の女性は、胃ガン全摘後に腹膜播種《はしゅ》で再発し、クリニックを訪れました。週4～5回、75グラムのビタミンC点滴と絶糖を開始してもらったところ、2カ月後のCTスキャンでガンは消えていました。

最近では、全身にガンが転移しているという40代の女性が来たのですが、抗ガン剤治療で痩せこけていて、見るからに元気がない様子でした。彼女にもビタミンC点滴と絶糖を組み合わせて治療をはじめたら、みるみるガンが縮小し、ほぼ消えるところまで回復したのです。顔色もよくなり、まるで別人のように見違えたのですが、その後……。

彼女は、治ったと思い、治療をやめてしまったのです。これまでもいくつかそういうケースはあったのですが、消えた途端にやめると、ガンがぶり返すことがあります。ウソのように治ってしまうので、どうしても油断してしまう人が多いのですが、ガンは思うよりもずっと悪質で図太い細胞です。ガンが消失した後も半年ぐらいは続けて、再発がないことを確認するまでビタミンC点滴と絶糖を続ける方がいいでしょう。

ビタミンC点滴は、ほかにもアンチエイジングや風邪、インフルエンザなどにも効果を発揮します。第5章もあわせて読んでみてください。

●糖を絶つための思考法

今までお腹いっぱい白米を食べ、間食で甘いお菓子をつまんでいた、いわゆる糖質中毒に陥っている人のなかには、「絶糖など自分には絶対無理」と思う人もいるでしょう。あるいは家族に絶糖をはじめてもらいたいけれど、「なかなか聞き入れてくれない」という人もいるかもしれません。

そんなときにどうするかというと、手っ取り早いのは、自分の潜在意識を自分で改革してあげることです。

人間の行動を決めている原理は何だと思いますか。

「痛みを避け、快楽を手に入れる」

たったこれだけのルールで、人間はさまざまな物事を選択しながら生きているのです。この原理のなかでも、「痛みを避ける」ことの方が「快楽を手に入れる」ことより強い欲求として表れます。たとえば糖質中毒の人は、ご飯を食べないことが「痛み」となっていて、食べることが「快楽」となっているのです。そのため、痛みに耐えられずについたくさん食べてしまう。

糖を食べないように自分を変えるには、この「痛み」と「快楽」を入れかえることが重要です。絶糖をするためであれば、糖がいかに体に悪いかを、徹底的に頭にたたき込む。そして、糖を摂らないことのメリットを、繰り返し自分に言い聞かせる。

潜在意識は、繰り返し聞いた言葉を無条件で信じるという特徴があり、自分がこうなりたいと望む言葉を聞いているうちに、実際にそうなるように自分を仕向けていく力があります。ただし、潜在意識は善悪の区別はしません。自分にとっていいことであっても悪いことであっても、もっとも多く聞いた言葉を本当のことだと信じてしまいますので気をつけてください。

僕は、自分でも知らないうちにこの方法を使って、1日100本も吸っていたタバコを、3日でやめることができました。

もうひとつ、絶糖をするうえで効果的なのが、精神科のカウンセリングで用いる手法「**認知の変容**」を行うことです。

認知の変容はむずかしいことではありません。物事の受け止め方をいつもとちょっと変えればいいだけです。自己トレーニングをすれば、さまざまなストレスをストレスと感じなくなり、ポジティブ・シンキングを手に入れることができます。もちろん、絶糖へのマイナスイメージもポジティブに変えられます。

僕たちは物心がついてから、ずっと何かを考えています。つまり、それぞれの人に思考のクセがついているのですが、日本人の場合、どうしてもマイナスの方向に物事を捉《とら》える傾向があるようです。

たとえば、財布のなかに1万円があったとします。これを「もう1万円しかない」と考えるか、「まだ1万円もあった」と捉えるか。日本人の多くは前者の考え方をします。これが思考のクセです。

ちょっと嫌なことがあったら、考え方をポジティブにもっていく。10万円を落としたら、「ラッキー！　10万円もお賽銭《さいせん》しちゃった。これからいいことばかり起こるぞ」というふうに。

僕は、子どものころに母親から「あんたは堕《お》ろすはずだった」といわれたことがありました。普通ならけっこうショックな言葉ですが、僕はとっさに「生まれてこれてラッキー！」と思いました。

生まれてこなければ、おいしいものも食べられないし、いろいろな人に出会って楽しい人生を送れなかった。**嫌だと思うことは、ちょっとした考え方の変容でいかようにも楽しいことに変わる**のです。

絶糖に応用するなら、「ご飯をたくさん食べられなくて悲しい」ではなく、「ご飯を食べない分、肉や魚本来のおいしさをじっくりと味わえる。ついでに料理にも興味が出てきて、自分なりのレシピができてラッキー！」と考えられるように、プラス思考のトレーニングをしてみましょう。絶糖の成功だけでなく、人生もびっくりするほど好転していくこと請け合いです。

ここまでが、思考編。では絶糖の実行編はなにをするかというと、**とにかくとりあえず、3日間だけ絶糖を徹底的に遂行してみる**。

なぜ3日かというと、僕たちの体のサイクルは3がポイントになっているからです。今日食べたものは、3日後に体脂肪に変化します。糖を抜いて3日後に、500グラムでも体重が減っていれば、それは絶糖が成功しているということです。

低糖質ダイエットなどでは、少しずつ糖を抜いていくことをすすめていますが、何度も述べているように、糖は中毒・依存性物質です。ゆるやかに糖を抜いても、毎食つらいばかりで、結果がついてきません。ここは騙されたと思って、3日間きっぱりと糖を抜いてみてください。たったの3日間なら、ゴールも見えているので、やりやすいのではないでしょうか。

そして、どこかのトレーニングジムではないですが、ちゃんと「結果にコミットする」ことを実際に感じてほしいと思います。

ダイエット目的であれば、体重の減少がうれしいですし、糖尿病であれば、3日きちんと絶糖するだけで、多くの人の血糖値が一気に正常値まで戻ります。うつ病や統合失調症も、絶糖を3日するだけで幻覚症状などが治まるのを、実際に目の前で見てきました。

次の章では、絶糖とビタミンC点滴治療でも完治は目指せなかったアトピーなどの自己免疫疾患について、治る可能性を持つ免疫置換療法を紹介しましょう。

1章

免疫置換療法で アトピーが完治する

●「アトピー性皮膚炎は治らない」という常識が覆る

早ければ乳幼児期に症状が現れ、強いかゆみのある湿疹が繰り返し起こるアトピー性皮膚炎の継続医療を受けている人は、２０１４年の厚生労働省の推計で約45万６０００人とされています。以前は思春期前には治ることが多いといわれていましたが、最近では成人になってから発症する人や再発する人も増えており、また、成人になっても治らない人も増えているようです。

現在もアトピー性皮膚炎への治療法は確立されているとはいえません。外用薬として使用されるステロイドによるリバウンドや副作用は大きく、ステロイドを使いたくない患者と、ステロイドしか使おうとしない医師で、意識がかけ離れたものになっています。

アトピー性皮膚炎を発症すると、日常生活を大きく制限される症状に悩まされます。がまんできないかゆみに四六時中襲われ、かきこわしによる皮膚の損傷がひどくなって強い痛みを生じ、さらに、これを気にして外出できなくなってしまい、抑うつ状態になる人もいます。

アトピーという名称は、ギリシャ語で奇妙、異常を意味する「atopos」に由来します。その名の通り、現在もなにが原因で、なぜこのような症状が出るのか、まだまだ解明できていないことも多いですが、アレルギー疾患が原因で発症するというメカニズムの一部は解明されてきています。

アレルギー反応は、本来は害をなす異物を排除する免疫系が、体に無害な異物に対して攻撃をすることで起こります。免疫システムが正しく機能しなくなったせいで、炎症（アトピー性皮膚炎の場合は肌の湿疹など）が現れ、劇症の場合には命を危うくすることもあります。

僕のクリニックでは、このアトピー性皮膚炎など自己免疫疾患で悩む人に対して、3年ほど前から、**免疫置換療法**という治療をはじめています。これは、**アトピー性皮膚炎をはじめとして、リウマチなどの膠原《こうげん》病、潰瘍《かいよう》性大腸炎、甲状腺疾患などの自己免疫疾患や花粉症などのアレルギー性疾患など、これまで完治しないといわれてきた疾患を全快させる、まさに現代医学の盲点をついた画期的な治療法です。**

この治療法について説明する前に、まずは僕たちの体を健康に維持してくれている、免疫システムとはなんなのかを少し詳しく解説していきましょう。

●体を守る免疫システムの役割

僕たちの体には、「疾病を免れる」べく、高度に発達した免疫システムが備わっています。これは、細菌、ウイルス、寄生虫など体外から侵入する「自分とは異なる異物」（非自己）を常に発見、攻撃、除去する白血球の働きのことです。

人間が異物を排除するしくみには、大きく分けて、異物の侵入を皮膚の角質、気道、消化管、尿路、生殖器の内側などの粘膜、腸管等の酵素の働きによりブロックする第一次段階と、それでも体内に入った異物（抗原と呼ばれる）を、赤血球、白血球であるマクロファージや好中球、ＮＫ（ナチュラルキラー）細胞などで排除する第二次段階があります。

免疫系には、非自己だけでなく、ガン細胞のような変質した自己も異物とみなして攻撃、消滅させる働きもあります。

細胞が生まれ変わるときのコピーミスであるガンが1日に生まれる数は、３０００～６０００個といわれています。発生するガンに即座に対処できているうちはいいのですが、ストレスや加齢とともに免疫力は低下し、攻撃しそこなってしまうことが増えます。この排除できなかったガンが数年かけて育つことで、正常組織に悪影響を与え、さまざまな症状を引き起こします。

自然治癒力を維持するためにも高く保っておきたい免疫力とは、イコールさまざまに活躍する白血球の働きと言い換えることができます。

この白血球なくして、僕たちの健康も若さも一時たりとも保つことはできません。

白血球で構成される免疫系には、自然(先天性)免疫と獲得(特異)免疫の2系統があります。

自然免疫とは、原始的な体内の防御システムで、植物や昆虫などもこの自然免疫によって外敵から身を守っています。すでにいくつかの病原体の構造パターンを細胞が記憶しているので、侵入した病原体に対して素早く反応できます。特徴としては攻撃するまでの時間が短く、包括的に活動しています(この活動を非特異的といいます)。

獲得免疫は、顎《あご》を持つ脊椎動物に進化した免疫系で、白血球の一種であるリンパ球がその役目を負っています。自然免疫系で獲り逃した病原体(抗原)を追撃したり、新しい抗原を非自己と特定して攻撃するシステムです。

非自己とみなして特異免疫(抗体)を作るまでに時間がかかりますが、一度抗体が作られると、それを記憶する能力があり、次に同じ抗原が侵入したときには即座に反応し、排除することができます。

この獲得免疫の働きを利用したのがインフルエンザなどのワクチンです。毒性をなくすか弱めた病原体を体内に注入することで抗体を作るのです。

獲得免疫系で活躍するリンパ球は骨髄で作られ、リンパ管に流れるリンパ液によって全身にくまなく運ばれていきます。この全身に細かく張り巡らされたリンパ系は、病原体や毒素を撃退するほかに、死んだ細胞や病原体などの老廃物を回収することと、栄養を運ぶ役目も果たしています。リンパマッサージがデトックス（解毒）と呼ばれて流行しているのは、このリンパ系の役目を促進して体内の老廃物を押し流すからでしょう。

しかし、リンパ系は体内の組織に接して、常に老廃物などを運んでいるため、ガン細胞も一緒に運んで、転移させてしまうこともあります。だいたいはリンパ液に乗って、リンパ節で排除されますが、免疫力が落ちていて排除できない場合、リンパ節がガンの病巣となってしまうのです。

そのため、ガンが移転しているかどうかを調べるには、まず、耳の下から首の横、脇の下、脚のつけ根にあるリンパ節を診察します。リンパ節が腫れていれば、ガンや感染症に罹《かか》っていることを疑うのはそのためです。

このように、免疫系が正常に機能してくれれば、こんなに心強いことはありませんが、免疫システムがなんらかの原因でうまく働かなくなると、アトピー性皮膚炎などのアレルギー疾患や自己免疫疾患、免疫不全疾患を引き起こすことになるのです。

●アレルギー反応のしくみ

人間の生体防御機構としてなくてはならない一連の免疫システムですが、これがなんらかの理由で障害を起こすことがあります。アレルギーの原因となる抗原が外部から繰り返し侵入したり、自己の正常な組織を異物と認識して攻撃してしまうことなどによって引き起こされる過剰な免疫応答が、アレルギー疾患、自己免疫疾患です。

アレルギー疾患自体が注目され、研究されるようになったのは、ここ50年ほどですが、患者数は増加する一方で、近い将来、日本人の半数がなんらかのアレルギー症状を持つようになるといわれています。

アレルギーの抗原となる物質は、だいたい普通に生活するうえでは無害なものが多く、花粉に反応する花粉症をはじめとし、ゴムの木に反応するラテックスアレルギー、ガムなどの香料の匂いで起こるアレルギー症状など、近年も抗原となるアレルゲンは種類が増えています。

これまでに知られているアレルギー疾患には、アトピー性皮膚炎、アレルギー性鼻炎（花粉症）、気管支喘息《ぜんそく》、海老・小麦などによる食物アレルギー、薬物アレルギー、蕁麻疹《じんましん》などがあります。

アレルギー疾患は、その発生の原因からⅠ型～Ⅳ型の4つの型に分類されます。

1. Ⅰ型アレルギー（即時型、アナフィラキシー型）
2. Ⅱ型アレルギー（細胞傷害型、細胞溶解型）
3. Ⅲ型アレルギー（免疫複合体型）
4. Ⅳ型アレルギー（遅延型、細胞免疫型）

Ⅰ型アレルギーには、アトピー性皮膚炎、気管支喘息、アレルギー性鼻炎などがあり、一般に知られるアレルギー疾患の大部分がこれに当てはまります。抗原に免疫グロブリンE（IgE）という抗体が結合すると、免疫グロブリンEはこの抗原を記憶し、再度抗原に接触した時点で化学伝達物質であるヒスタミン、プロスタグランジン、ロイコトリエンなどを放出します。これが、周囲の組織に腫れや炎症を生じさせ、継続的に刺激して傷つけます。すぐに反応が現れるので即時型といわれます。

Ⅰ型のアレルギー反応はさまざまですが、軽いもので涙目、目のかゆみ、鼻水、皮膚のかゆみ、くしゃみなどが現れ、蕁麻疹が出ることもあります。

Ⅰ型のアレルギー反応のうち、反応が激しく現れ、命に関わるのがアナフィラキシーショックです。気道が狭まって喘鳴《ぜんめい》が起こり、呼吸困難になって急激に血圧が低下し、危険な状態となるのです。

Ⅱ型アレルギーは、ウイルスや薬剤によるものが多く、B型肝炎、C型肝炎などのウイルス性肝炎、自己免疫性溶血性貧血、悪性貧血、重症筋無力症、橋本病などがあります。

Ⅲ型アレルギーは、免疫反応した免疫複合体が周囲の組織を傷つける症状をいい、血清病や全身性エリテマトーデス、関節リウマチ、シェーグレン症候群などがあります。

Ⅳ型アレルギーには漆かぶれなどの接触性皮膚炎、ツベルクリン反応、移植免疫などがあり、接触してからすぐに反応が出ないことから遅延型といわれ、24～48時間後に症状が現れます。

現在、アレルギー疾患患者全体でもっとも多い1型アレルギーを防ぐためには、抗原となるアレルゲンをなるべく寄せ付けないようにするのが一番です。

その対策としては、アレルギー反応が出ている薬剤の使用を中止する、屋内でのペットの飼育をやめる、特定の食べ物のアレルギーの場合なるべく摂取しないようにする、ダニやホコリが溜まりやすい布張りをした家具やカーペットの撤去、居室のカビの発生を極力抑えるなどの方法があります。

●アトピー性皮膚炎のさまざまな原因

では、アレルギー疾患のひとつであり、多くの人が悩んでいるアトピー性皮膚炎とは、どんな病気なのでしょうか。

アトピー性皮膚炎と診断される基準は、厚生労働省や日本皮膚科学会が作成した治療ガイドラインによって決められています。

まず、かゆみが出ているということが大きな基準のひとつです。それから、アレルギー性皮膚炎の場合、湿疹と症状の現れる部位は、左右対称になることが多く、年齢によって症状の現れる部位が違います。

乳幼児の場合は、主に顔や頭に症状が現れます。ひどいときには、胸や背中、手足にも広がっていきます。

幼小児期には、首や肘《ひじ》の内側、膝《ひざ》の裏側などのやわらかいくぼみ部分に症状がみられます。思春期～成人になって現れる場合は、顔、首、胸、背中など上半身の手でかきやすい部分に多い傾向があります。

そして、**乳児では2カ月以上、子どもや成人では6カ月以上、湿疹とかゆみの症状が出て、慢性化していることが目安**となります。

アトピー性皮膚炎はよくなったり悪くなったりを繰り返す疾患です。日夜問わず強いかゆみが襲うので、寝ている間にも無意識にかきむしってしまうこともあり、治療をせずにいると、だんだん症状が重くなっていくケースが多いのです。

近年になってアトピー性皮膚炎が増えている理由には、急激な都市化による工場の粉塵《ふんじん》や排気ガスなど、さまざまに原因が取りざたされています。また、都会から土が消え、雑菌に触れる機会が減って免疫が強くならず、免疫が低い状態の子どもが増えているからともいわれます。

実際に、イギリスやスウェーデンなどの先進国の罹患率は人口の15パーセント前後で、一方、発展途上国の患者率は5パーセント以下という統計データもあります。

さらには、アトピーにかかりやすい遺伝体質があるという考え方もあります。両親がアトピー性皮膚炎にかかっていたか、もしくはアレルギー体質だという場合は、子どもにもアレルギーになりやすい体質が受け継がれる確率が、比較的高い傾向があるといわれています。

しかし、**実際に僕が診察していてもっとも大きな原因のひとつだなと感じているのが、ストレスや糖の摂取による自律神経の乱れ**です。

自律神経は心臓などと一緒で、自らの意思とは関係なく、生命維持のための機能を維持・コントロールしている体のシステムです。この自律神経が乱れると、免疫の低下につながります。

アトピー性皮膚炎などのアレルギー疾患を改善するには、免疫の正常な働きが必要不可欠ですが、免疫機能自体が低下していると、そうもいきません。加えて、交感神経と副交感神経のバランスを狂わせ、睡眠障害を引き起こすこともあります。

睡眠は、アレルギー症状のみならず、健康を維持するために必要不可欠なものです。睡眠不足になるとビタミンCの血中濃度が低下し、その結果、肌のバリア機能が低下して、さらに外部刺激に弱くなるという状態も呼び込みます。

これがストレスとなり、さらにアトピー性皮膚炎の悪化を招くことにもなるのです。

アトピー性皮膚炎などのアレルギー疾患、自己免疫疾患は改善することはあっても治らないといわれてきましたが、ある内科医が書いた論文と出合って、治すことができると確信を得ることができました。僕のクリニックでもさっそくはじめており、すでに目を見張る改善が現れた人もいます。まずは、この治療法がなぜ、難病といわれるアトピー疾患や自己免疫疾患に劇的な効果を発揮するのかを詳しく説明していきましょう。

●寄生虫にヒントを得た治療法

その画期的な論文は、岡崎公彦《おかざききみひこ》医師の『究極の難病完治法』(たま出版)に収められています。おそらく、現時点でこの治療法が活字として一般に出回っているのはこの本だけです。

岡崎医師はこれを「抗体置換法」と名付けています。治療方法は、アレルギー疾患や自己免疫疾患の人の皮内《ひない》に、無害の抗原を繰り返し注射すること。

たったこれだけです。あまりにもシンプルなため、「日夜難病解決のために研究を続ける医師たちに受け入れられなかった」と、岡崎医師は著書に書いています。医学論文を提出すると、内容の不備など、なにかしらの応答があるのですが、この論文に対してはだんまりを決め込まれ、発表には至らなかったそうです。

岡崎医師によれば、多くの免疫学の医師やその他医療従事者は、難病が完治するのは困ると考えているフシがあるそうです。それもそのはずで、医学界では、ある病気ひとつをとっても、細胞単位、分子レベルにまで細分化して研究が進んでおり、高度で緻密な理論や方法を追及する流れになっています。

つまり、医療の研究に限ったことではないですが、さまざまな研究は、どんどん複雑に難解になっているわけです。そこで、難病を長年研究してきたわけでもない、免疫学では無名の医師が発見した治療法を認めてしまったら、多くの研究者の立場がなくなってしまいます。その研究を生業としている人にとっては、死活問題でもあります。

とにかく医学界では受け入れられなかった岡崎医師は、薬学会で論文を提出し、無事「応用薬理」に掲載してもらうことに成功したのですが、医学界ではやはり現在もほとんど知られてはいません。

岡崎医師がこの理論を思いついたきっかけは、寄生虫だといいます。「回虫などの寄生虫を持っている人はアレルギーにならない」という話を聞いたことがある人もいるでしょう。これについては、寄生虫の大家といえる藤田紘一郎《ふじたこういちろう》先生が詳しく研究しておられるので、藤田先生の研究を抜粋して紹介します。

インドネシアの島では、人間の糞便が流れる川で遊ぶ子どもたちの肌はつるつるピカピカに輝いており、アトピー性皮膚炎にかかっている子はひとりもいなかったそうです。調べると彼らのほとんどが回虫などの寄生虫を持っていたことから、寄生虫の組織について研究を進めました。

そこからわかったことは、人間の体にとって異物である寄生虫が免疫系の攻撃を受けないようにする特殊なタンパク質を分泌、排泄していたということでした。この特殊なタンパク質の分子量は膨大で、寄生虫はこれで免疫系を満たして攻撃を避けて寄生していたわけですが、このタンパク質が同時にアレルギー反応も抑えていたのです。

岡崎医師は、自らの経験から、終戦直後の子どもたちにアレルギーがほとんどなかったことにヒントを得て、１９８８年にぜんそく治療で訪れた男性になるべく根本的な治療をと、アストレメヂンという精製痘苗の皮内注射をしたところ、驚くほど効果が出たそうです。

その後、岡崎医師は、アストレメヂンが寄生虫が出す特殊なタンパク質の代わりを担っていたことに気づきます。そして、アストレメヂンも、アレルギー反応を起こす抗体も、膠原病などの自己免疫疾患を起こす抗体も同じ原理であることから、どちらも完治できることを発見。１９８１年ごろから治療をはじめ、現在では数百の完治例があります。

岡崎医師の著書には、抗体置換法実施の経過、治療後の統計も載っているのですが、なんと、中途落伍例や確認不明例を除くと、完治率は１００パーセントです。

●難病指定されている自己免疫疾患とは？

アレルギー疾患と似た発生のメカニズムを持つ自己免疫疾患は、さまざまなことが原因となって起こります。先にも説明した通り、自己免疫疾患は、自分の組織を異物（抗原）と判断してしまい、自己を攻撃してしまう病気です。

たとえば、正常な状態では一定の場所だけにとどまっている細胞が血液の中に放出されることで起こります。眼球の液体などがその一例で、目をぶつけて出た液体が血流に流れ出すと、免疫システムがこれを抗原とみなしてもう一方の眼球も攻撃します。

ウイルス、薬剤、日光、放射線などで変化した自分の体内物質も、免疫システムが抗原と認識することがあります。

さらに、体内物質によく似た異物が入ってきた場合も、この異物を攻撃しながら、似ている体内物質も攻撃してしまいます。たとえば、人間の心筋細胞によく似た抗原を持ち、A型連鎖球菌咽頭炎を起こす細菌がありますが、この細菌に侵されて治ったあとに免疫システムが心臓を攻撃することがまれにあります。

多くの自己免疫疾患は、炎症性腸疾患を除いて、女性の方がより多く発症する傾向があります。これには、マイクロキメリズムという、妊娠中に胎児と微量の細胞をやりとりする際、十数年を経過しても他者の細胞が存在するゆえに自己免疫疾患が多発している、という説もあります。しかし、これについてはまだ研究途上であり、今後の研究結果が待たれるところです。

自己免疫疾患には、特定の臓器だけが障害される臓器特異的疾患と、全身性疾患とに2別され、臓器特異的疾患には、神経や筋に発症する重症筋無力症、消化器に発症する潰瘍性大腸炎、内分泌や代謝に発症するバセドウ病、皮膚に発症する天疱瘡《てんほうそう》などがあります。

全身性疾患には多臓器に発症する全身性エリテマトーデス、涙腺や唾液腺や多臓器に発生する強皮症などがあります。

なかでも重症筋無力症や潰瘍性大腸炎、全身性エリテマトーデスなどは厚生労働省特定疾患研究対象疾患として難病指定されており、公費負担制度が設けられています。

関節リウマチ、潰瘍性大腸炎、甲状腺疾患などの自己免疫疾患については、3章でその治療方法について詳しく説明します。

●ごくごく簡単な免疫置換療法のやり方とその絶大なパワー

それでは実際に、僕のクリニックで行っている免疫置換療法がどんなものかを説明していきましょう。

僕が行う免疫置換療法は、岡崎医師のやり方を踏襲して、自分なりにアレンジしたものです。

まずは、クリニックに来た患者さんの話を、じっくり詳しく伺います。病気がはじまった時期はいつか、そのときの心理状態や状況など、一見関係ないかな、という部分も詳しく聞き取ります。

なぜかというと、アトピー疾患や自己免疫疾患をはじめとするほとんどすべての病気において、発生したときにはなんらかの大きなストレスを受けているという傾向があるからです。治療を開始するうえで、そのストレスがまだ続いているのか、軽減しているかで、その人の治りのスピードも治り方もまったく違います。

これをはじめて実感したのは、僕がまだ精神科の研修医だったころでした。

僕が研修医を務める病院に、躁《そう》うつ病でアトピー性皮膚炎、それに喘息を患っていた女性が入院していました。

僕は研修医ながら、彼女が今、躁なのかうつなのか、どんな精神状態なのか、顔を見るだけで判断できました。というのは、彼女の精神状態に合わせて、皮膚の状態もリンクしていたからです。

彼女がうつ状態のときには、アトピー症状も悪化していました。機嫌が悪いときも同じです。そういうときは、喘息の症状も悪化していました。

当時同じ病院内の内科の医師にも聞いてみると、彼女だけではなく、気分がダウンしているときには、アトピー症状が悪化するという、同じような傾向があるといっていました。神経と皮膚には深い相関関係があるのだなと思った出来事でした。

というわけで、アトピー疾患や自己免疫疾患は、後述するノイロトロピン注射で症状自体は治ってくるのですが、同時にストレス要因を自分で認識して、少しでも減らすように生活を改善しなければいけません。

性格の傾向によっても効き目は違います。柔軟で、少々のことがあってもストレスに感じない人は、治りが早く、なんでも疑ってかかり、誰も信用せず、猜疑心《さいぎしん》の強い人は、考え方自体がストレスになっているので、やはり治りは遅い傾向があります。

絶対にやらなくてはいけない、というわけではありませんが、糖を抜くというのも、こうした病気には有効です。糖は体のなかに炎症を作る原因でもあり、交感神経を緊張状態にしてしまいます。イライラしやすいので、症状も出やすくなります。

自分で絶糖をしているアトピー性皮膚炎の人や、リウマチの人は「症状がやわらぐよ」と報告してくれます。炎症の原因がひとつなくなるからでしょうか。

そうしてじっくり患者さんの話を伺ったあと、血液検査などをしてアトピー疾患や自己免疫疾患だった場合、**ノイロトロピンという神経性疼痛治療薬を皮内注射**します。

最初の1回は、クリニックで注射をしてもらいますが、次からは自分で打てるようにレクチャーして、あとは自宅で適切な量を注射してもらいます。

10回までは0・1㎖分を週に3回ペースで。次は0・15㎖を10回。こうしてだんだん量を増やしていきます。これは岡崎医師より早いペースですが、実際に不調を訴える人はこれまでいませんでした。

最初から大量に注射しないのは、症状がかなり悪い場合など、免疫機能が極度に落ちていることがあるからで、ないとは思いますがアナフィラキシーショックなどが起きないように、徐々に増量していくようにしています。

これまでの例では、最初に注射をしただけでいきなり皮膚の赤みが消えた人など、すぐに効き目が現れた人もいます。完治までの治療期間については、基本的に罹病期間に比例します。期間が長いほど悪い抗体で満たされているので、無害の抗体で満たされるまで時間がかかるということのようです。

●みるみる治っていった患者さんたち

岡崎医師のクリニックほど症例はないのですが、僕のクリニックでも、アトピー性皮膚炎の患者さんにノイロトロピン注射をはじめて、みるみる改善している人が何人かいます。途中でやめてしまった人もいますが、それぞれ改善の兆候は表れていました。ノイロトロピン注射の効果が出た例を少しご紹介していきましょう。

○20年来のアトピー性皮膚炎が劇的に改善

アトピー性皮膚炎を持つ40代の女性は、もう3年ほど通われていますが、20年以上続いていたかゆみはまったくなくなり、象のようにごわごわだった肌もかなりきれいになりました。手の皮膚が薄くなってきていて、肌の荒れ自体もほぼ目立たなくなっています。

この方は、絶糖も併せて行っているので、さらに治りが早いようです。20年続いた症状が完治するまでにはまだ時間はかかりますが、目に見える成果があるからか、現在も真面目に通っていらっしゃいます。そのうち、完治することでしょう。

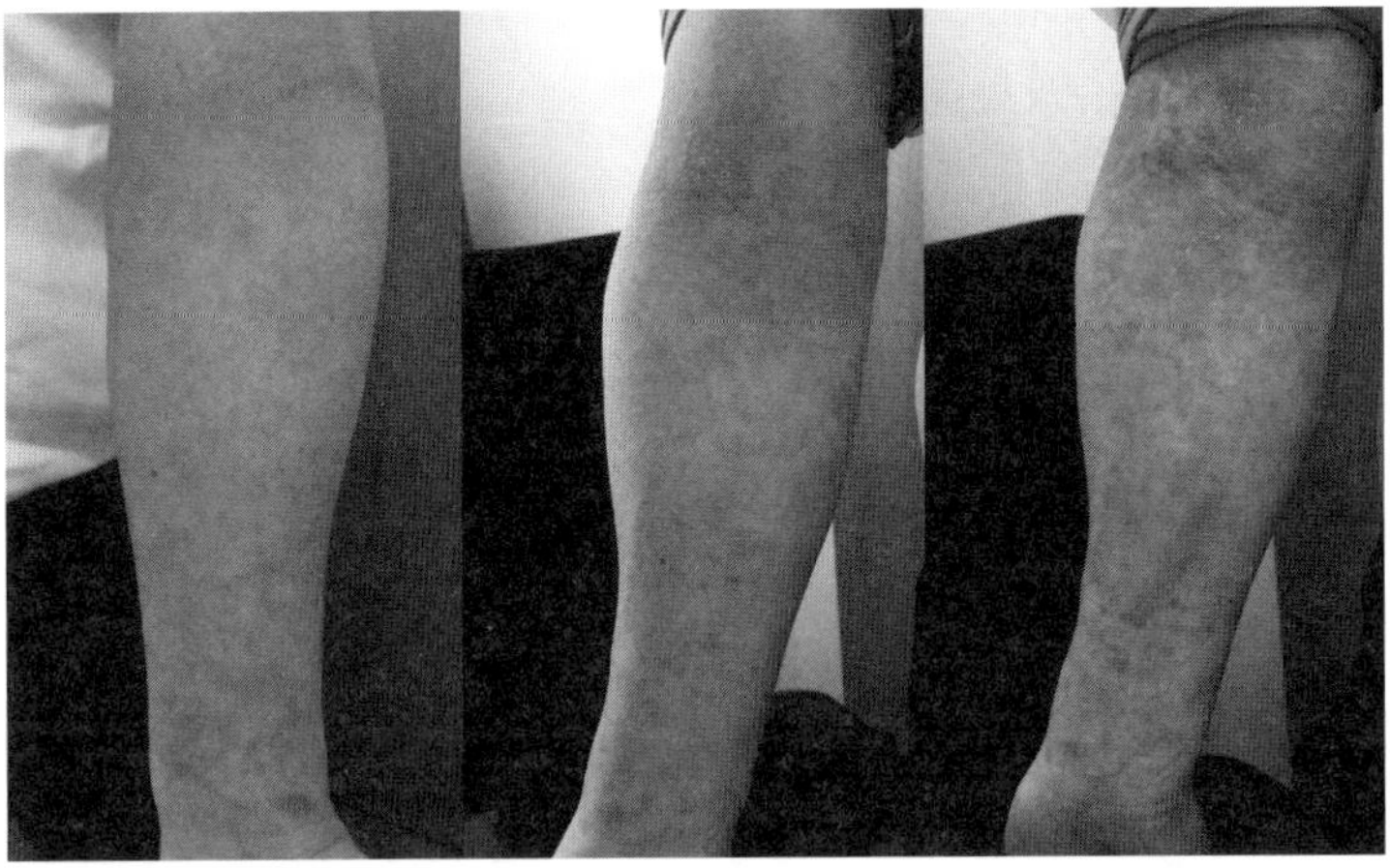

現在（治療継続中）　治療２週間後　治療前

○注射を打った部分だけ乾癬《かんせん》の赤みが引いた

35年も乾癬と付き合ってきた男性がいました。この方は、最初にノイロトロピンを打った日の夜、打った部分だけ赤みが不思議と消えたと報告してくれました。次の日には、全身の赤みがだいぶ減ったそうです。その次の日には、赤みが戻ってしまったのですが、２週間後には全身の赤みはかなり改善し、かゆみや痛みは消失。長年塗布していたステロイド軟膏も止めることができました。その後もどんどん改善しています（写真参照）。

○アトピー性皮膚炎のかゆみと花粉症の症状が治まる

アトピー性皮膚炎のお母さんとアスペルガー症

候群の息子さん、ふたり同時に通われていたこともありました。

息子さんは、ジャンクフードばかりを食べているような生活の乱れもあり、そのうちフェードアウト。お母さんの方は、ひどかった首のかゆみも治まり、花粉症の鼻水も出なくなっていましたが、1年ぐらいで来なくなってしまいました。

その後、かゆみが出てきたといっていましたが、再来院はしていません。少しよくなると安心するのか、治療をやめてしまう人はけっこういます。この治療は副作用もなく、いつ再開しても安心です。ぜひ、また再開してもらいたいものです。

○会社を辞めてしまうほどアトピー性皮膚炎がひどかった男性

アトピー性皮膚炎に悩むあまり、勤めていた会社を辞めてしまった30代の男性がいました。数年前からの患者さんで、最初は精神科で治療をしていましたが、アトピー性皮膚炎でも悩んでいるということで、1年ぐらい前にノイロトロピン注射を開始しました。

この方は、わりと生来からの頑固者ということもあり、劇的な改善というわけにはいかないのですが、かゆみはだいぶ治まってきつつあります。

2
章

必ず治る生活習慣病

～絶糖で糖尿病、高血圧、痛風も完治

糖尿病は絶糖だけですぐに完治

●糖尿病とはどんな病気？

食事によって取り込まれた栄養素は、体内でブドウ糖（グルコース）という最小単位の糖に分解され、人間の最小単位の構成物である細胞のエネルギー源として使用されます。

糖尿病とは、このブドウ糖が血液中に大量に溜まってしまう病気です。原因には、①**膵臓から放出される血糖値を下げるホルモン「インスリン」が足りない、もしくは②インスリンは分泌されていても効果が出ない、③その両方が組み合わさった状態**、という発症パターンがあります。

分泌されていてもインスリンの効果が出ない理由の多くは、肥満によるものです。

インスリンは、糖を細胞に移行させる大切な働きをしています。この働きがないと、糖は血液中に止まって血糖値を上昇させ、細胞内にエネルギーを配分できなくなり、さまざまな体の部位や臓器に栄養不足状態を引き起こします。これが糖尿病の症状と合併症の原因となります。

ただし、血糖値が高ければ即糖尿病というわけでもなく、正常な状態では、血糖値は1日を通して変動しています。食後や起床後は血糖値が上昇することが知られ、65歳以上の人になると、食後の血糖値はやや高く出る傾向があります。

糖尿病は、予備軍といわれる**境界型、1型糖尿病、2型糖尿病、妊娠糖尿病、その他糖尿病**に大きく分けられます。

境界型糖尿病は、血糖値が正常より高いため、将来、糖尿病や心疾患などにかかるリスクが高くなります。血糖値が高めの人は、絶糖と運動をして体重を10パーセントほど減量するだけで、血糖値が下がる効果が期待できます。境界型の人は、定期的にブドウ糖負荷試験を受けておく方がいいでしょう。

1型糖尿病は、糖尿病患者全体のうち5パーセント以下という、日本人には珍しい型です。これまでインスリン依存型糖尿病、若年発症型糖尿病などと呼ばれていた通り、30歳前に発症することが多く、膵臓のインスリン産生細胞が突然99パーセント以上破壊されて、回復不能になってしまう病気です。インスリンがほぼ作られなくなってしまうので、各細胞に栄養が行きわたらず、代わりに脂肪を分解してエネルギーを作り出しますが、このときにケトン体が血液中に増え、血液が酸性に傾き、ひどいときには意識障害や昏睡に至ります。処置が遅れると死に至る場合もあります。1型糖尿病は、免疫システムが膵臓のインスリン産生細胞を破壊すると考えられているため、自己免疫疾患という見方もできます。そのため、1章で説明した、免疫置換療法の効果があると僕はみています。まだ試したことがないのですが、理論的に考えて、可能性はあると思っています。

日本人が糖尿病を発症している場合、ほとんどの人は2型糖尿病です。40代での発症が多く、なんの症状もないまま進行し、血糖も徐々に上がっていくのが特徴です。自覚がないため、乱れた食生活や運動不足のまま過ごしてしまい、気がついたときには合併症などが進行している場合があります。以前は、成人がかかる病気として知られていましたが、最近では食生活の変化、運動不足によって子どもや若い人にも発症が増えてきています。

妊娠糖尿病は、妊娠中に血糖が上がる症状のことで、出産後に回復する場合が多いですが、後に糖尿病を発症する場合もあります。

その他糖尿病には、インスリン自体に欠陥があったり、生来インスリンが働かないなどの遺伝的要素が絡む場合や、副腎皮質ホルモンの使用など、薬物による2型糖尿病の誘発などもあります。

糖尿病かどうかは、高血糖が慢性的に続いているかどうかを確認します。血糖値自体は、食事や睡眠などの影響で大きく変化するので、採血によるＨｂＡ１ｃ（ヘモグロビンエーワンシー、グリコヘモグロビン）の値が６・５パーセント以上あるかどうかという指標と、空腹時血糖値が１２６mg／dℓ以上、随時血糖値が２００mg／dℓ以上、75グラムのブドウ糖負荷試験で２時間後の値が２００mg／dℓ以上あるかどうか、という４つの基準をもとに診断されます。

【糖尿病と診断される４つの基準】

1　ＨｂＡ１ｃが６・５％以上
2　空腹時血糖値が１２６mg／dL以上
3　随時血糖値が２００mg／dL以上
4　75グラムのブドウ糖負荷試験で2時間値が２００mg／dL以上

HbA1cは、ブドウ糖がヘモグロビンに結合することで増えます。ヘモグロビンとは、赤血球の中に大量に存在するタンパクで、酸素を体の隅々まで運搬する働きがあります。HbA1cの値が大きいほど、血糖値が高いと考えられます。

75グラムのブドウ糖負荷試験とは、75グラムのブドウ糖を飲み、時間ごとに血糖値を調べる検査です。血糖値の変動から、正常型、境界型、糖尿病型のパターンが表されます。

空腹時血糖値は、一般的に、前日夜9時以降は食事をとらず、翌朝の食事前に採血して計測し、随時血糖値は、食事時間とは関係なく測定した血糖の値です。

●つい見逃してしまいがちな初期症状

糖尿病は、自覚症状が出にくい病気です。初期症状は通常の生活を送っていると気づかない程度のものが多く、つい見逃してしまいがちですが、定期的に生活を振り返って確認することで、ある程度の判断ができるようになります。

まずは、ここ2週間を振り返ってもらい、以下の状態がないか確認してみましょう。

・疲れやすい
・体重が減ってきている
・異常に口が渇く
・尿の回数、量が多い

どれも普通に生活していると気づきづらい兆候ばかりですが、歩くのがおっくうになったり、集中力がなくなったり、眠たい状態が続いて体がだるいなど、以前とは違って体の調子が悪いという症状があったり、ダイエットなど何もしていないのに体重が減ってきていれば、これも気に留めておきましょう。

異常に口が渇いて水やお茶を飲むのがやめられなくなっているのは、わかりやすい変化です。これに伴って、尿の回数が多くなり、1回に出る量も多くなっていませんか。

「以前はコーヒーやコーラが好きだったのに、水をよく飲むようになった」というのは、一見いい傾向のように思えますが、これは健康的になったのではなく、体からの危機的SOSである可能性があります。

なぜこのような状態があると、糖尿病が疑われるのでしょうか。

糖尿病は、血液中の糖を細胞に運んでくれるインスリンが分泌されていないか、働いていない状態を指します。通常、食事で得た糖は、血液に乗って体中を巡り、各細胞に栄養素を送り込みますが、インスリンが働いていないと、血液中には糖が溜まっていきます。これが濃くなればなるほど、血液は濃度の高い砂糖水のような状態になり、流れを鈍らせます。そしてこれが血管の各所で塊を作り、血液を詰まらせたり、血管を傷つけてしまうのです。

血流が悪くなるうえに、細胞に栄養が行きわたらなくなるわけですから、皮膚、筋肉などの体の器官、脳や心臓などの臓器も栄養不足になります。そうすると、生体活動を維持するために、脂肪や筋肉を分解して代替エネルギーに変換し、消費していくことになります。

脂肪はまだしも、筋肉をどんどん分解していくので、体重が減ることになってしまうのです。

喉が渇くのはなぜでしょうか。これは、血液中のブドウ糖濃度が高くなると、体内組織より浸透圧が上がるため、各細胞から血液中に水分が引っ張られて、水分不足に陥ってしまうからです。唾液の分泌も当然減り、いつも水を飲みたくなるのはこのためです。

そして、血液中に引っ張られた水分は、浸透圧の高いまま尿細管に送られます。尿細管では、もう一度必要な物質を細胞に再吸収させる機能がありますが、ここでも浸透圧が高いため、水分は吸収されず、そのまま尿として出されてしまいます。だから、尿の量も多くなるのです。

傷が治りにくくなった、立ちくらみするようになった、体がむくむようになった、足がほてったり冷えるようになった、ケガをしていないのに足先が痛い、足の爪が巻き爪になりやすくなった、足が痙攣《けいれん》する、足の裏の感覚がない、などの症状を自覚するようであれば、これはすぐに病院で血糖値の検査をしてもらいましょう。糖尿病が進むと、さまざまな合併症が現れます。ここに挙げたのは、すでに合併症を発症している可能性が高い症状です。

●恐ろしいのは合併症

糖尿病は、それ自体も怖い病気ですが、自覚症状がないまま進行することで発症する合併症のリスクが高いことが問題です。糖尿病には、大きく分けて3つの慢性合併症が知られています。それが、**神経障害、網膜症、腎症《じんしょう》を指す三大合併症**といわれる病気です。

ほとんどの合併症は、血管障害によって起こります。要は、血液がドロドロになって流れが悪くなったり、沈着物が血管にこびりついて血液が詰まったり、漏れ出したりすることにより起こる症状です。

神経障害は、三大合併症のなかで早く併発する症状で、早い人では糖尿病になってから3年ほどで現れます。

痛み、熱い冷たいなどの温度を感じる感覚神経、内臓や器官の働きを司る自律神経、筋肉を動かす運動神経などの末梢《まっしょう》神経に障害が起こり、神経麻痺《まひ》の状態になってしまうことです。感覚神経が冒されると、手足に痺れや違和感を感じたり、痛みを感じる、ふくらはぎがつるなどの症状が現れ、悪化すると感覚自体がなくなり、ケガをしても気がつかず、傷口からばい菌が入っても気づかないで、いつの間にか患部が壊疽《えそ》してしまうことすらあります。部位は足が多く、毎年3000人ほどの糖尿病患者が足を切断しています。これは交通事故などの外傷性切断を大きく上回る数字です。

自律神経が冒されると、立ちくらみ、便秘や下痢を繰り返したり、発汗異常などが認められ、通常は激痛が現れる心筋梗塞《しんきんこうそく》などに気づくことができず、生命が危険にさらされます。

運動神経は障害が起こる確率はほかと比べて低いものの、発症すれば顔面の神経麻痺や眼球の神経が麻痺する危険性があります。

成人の失明原因の1位にもなっている、糖尿病による網膜症は、症状が進行していないうちは視力障害はほとんど発生しません。糖尿病になってから数年～10年以上経過してから発症することが多いですが、見えるから大丈夫という自己判断は危険です。視力が急激に悪くなる増殖網膜症まで病状が進行すると、視力を取り戻すことはほとんどできなくなってしまいます。

体のなかの老廃物を含む血液を濾過《ろか》して尿として排出し、クリーニングされた血液を体内に戻している腎臓の働きが冒されてしまうのが、腎症です。腎臓にある毛細血管のかたまりである糸球体と呼ばれる部分で濾過を行っているのですが、この機能が破綻すると、体に必要なタンパク質などが尿と一緒に排出されてしまいます。血液中のタンパク濃度が下がるとむくみや血圧上昇などの症状が出て、悪化すると慢性腎不全になり、人工透析が必要になってしまいます。

このほかにも、脳卒中、心筋梗塞、動脈硬化など、命に関わる合併症はたくさんあります。

このように糖尿病は、さまざまな合併症が多いことで知られていますが、2013年に発表された研究では、日本人約33万人のデータ解析により、**糖尿病患者は、ガンの発生リスク**

が約1・2倍（男性1・19倍、女性1・19倍）に上昇することが報告されました（「糖尿病と癌に関する委員会」日本糖尿病学会と日本癌学会の合同調査より）。

この報告によれば、とくに肝臓ガンは1・97倍、膵臓ガンは1・85倍など発生リスクが高い結果が出されています。

これまで糖尿病の原因として取りざたされていた、加齢、肥満、乱れた食習慣、運動不足は、ガン発生とも関連が指摘されたことになります。

また、医学雑誌「ニューイングランド・ジャーナル・オブ・メディスン」にワシントン大学公衆衛生大学院のポール・クレーン准教授らが発表した研究によると、血糖値が高めの人は、認知症になりやすいという報告がなされています。平均血糖値が190mg／dℓの人は160mg／dℓの人に比べ認知症の発症率が40パーセント高く、少し血糖値が高めという人でも発症率は18パーセントも高いそうです。

●糖尿病は必ず治る

しかし、糖尿病は放っておくと怖い病気ですが、**絶糖をすることで必ず治る病気**です。もう、僕の感覚では、糖尿病は「治る」というより、ただの「変化」という感じです。治療をするというより、当たり前の変化を起こすだけ。

絶糖をして、体のなかをきれいにして、血糖値を正常にするだけの作業なのです。よく、「糖尿病は治らない、一生付き合っていかなくてはいけない」という医師の言葉を聞きますが、これは正確ではありません。

カロリー制限を課せられて、苦しくて辛い治療を続けている人もいるでしょう。しかし、糖尿病は読んで字のごとく、糖質の過多が原因の病気です。タンパク質も脂質も制限する必要はなく、脂質の摂りすぎなどに気をつけて通常の量の食事をしながら絶糖するだけで、早い人では3日後に血糖値は通常の値まで下がります。

こんなにてきめんに効果のある食事療法になぜ、今も根強く反対意見があるのか、不思議に思う人もいるかもしれません。それに関しては、先日、これを象徴するような出来事がありました。

ある日、糖尿病の専門医とバーで隣り合わせました。

なんとなく自己紹介をして意気投合し盛り上がっていたら、ふと、「糖質制限をするとグリコーゲンの分解が進んで、血糖値が逆に上がるんだよね」というのです。僕は、彼を非難するような口調にならないように気をつけながら、「僕はやっていますが、血糖値は80ぐらいで維持できていますね」とさらりと返事をしました。

すると、それまで盛り上がっていたのに、この話題が出てからそそくさと帰ってしまったのです。

きちんとした医師であれば、あからさまに自分の患者に嘘をつくことはできないと思うので、きっと、彼はどこかの医師が発表したなにかの論文を読んで、根拠を得ているはずです。ただ、糖尿病患者の糖質制限に関するアンチ研究は、ほとんどがあいまいな結果です。もっともらしく効果がないことを証明しようとしていますが、よく読むと糖質制限をしたグループも糖質を摂っていたり、サンプル数が極端に少なかったりと、研究自体の不備や論理の飛躍があります。

彼がだめな医師だと批判するつもりはありません。これまで、糖尿病の専門医として治療をしてきた理論がすべて崩され、ちょっと糖質を摂らないだけで難病といわれていた病気がけろりと治ってしまうのですから、無理はありません。

薬を使わないから副作用も一切なく、お金もかからない。手軽にできて、必ず糖尿病が治る絶糖ですが、唯一危ないのは、血糖降下剤を処方されている場合です。糖質を摂らないと、血糖値は急激に正常に戻るので、血糖降下剤を注射したり飲んでいる場合は低血糖になってしまうため、降下剤は必ず中止してもらっています。

高血糖より低血糖の症状の方が恐ろしく、低血糖症になると、突然の痙攣、意識の混濁、昏睡状態に陥ることもあり、命が危険にさらされることもあります。

●重い糖尿だったミュージシャンが完治

かなり重い症状だった糖尿病患者が、絶糖で劇的に治ってしまった例を挙げましょう。

年明けに、売れっ子ミュージシャンが来院しました。彼は60代ですが、年末に、あちこちのライブに引っ張りだこで、ほとんど寝ることなく毎日仕事をこなしていたそうです。ミュージシャンゆえ、お酒も大好きで、不規則で不健康な毎日を送っていました。

そんな年末のある日、ピリピリした感覚があって足がしびれてきたそうです。これはいけないと病院に行ったところ、HbA1c値が11・5パーセント、空腹時血糖は260、排尿困難もあり、即入院させられました。HbA1c値が10パーセントを超えることは本当に珍しく、あまりの高さに、診療した医師も思わず笑ってしまっていたそうです。

その日からインスリン注射を1日3回打たれ、カロリー制限食は1日1800キロカロリーに設定されたそうです。その食事内容は、糖質たっぷりの米飯、芋類も普通に出る、いわゆる普通のカロリー制限食でした。

しかし、いわれた食事をすると血糖値が上がって、また注射で血糖値を下げる……という繰り返しに疑問を抱きはじめたころ、知り合いから僕の本『断糖のすすめ』（2014年、ワニブックス）をもらって一気に読み、絶糖をすぐにはじめたのだといいます。

その日のうちにインスリンも一切やめたそうですが、血糖値はすぐに正常に戻りました。退院しても絶糖を続けていたのですが、これでいいのか不安になって、僕のクリニックに来たということでした。

入院前は太っていたそうですが、僕のところに来たときにはすっきりした体型になっていました。このまま絶糖を続ければ、健康にもまったく問題ないことを伝えると、彼は「実は、痩《や》せたのはいいんですが、演奏するときに以前のように腹に力が入らなくて、音が出せなくて困っているんです」という相談をしてきました。

たしかに、瞬間的にエネルギーを出すためには、ブドウ糖の燃焼力が必要になります。息を止めて一気に走り抜ける短距離走と同じですね。

普通に生活する分には困りませんが、彼の職業上そうはいきません。そこで、登山などのスポーツで栄養補給食として使われるブドウ糖飴を、演奏の前に食べることをすすめました。量は、消費するカロリーを計算して、自分で調整してもらうことにして。

彼は現在も、徹底しすぎるぐらいの絶糖を続けていて、糖尿病の症状は一切出ていないそうです。

高血圧も100%治る

●高血圧、低血圧とは?

よく生活習慣病の原因と取りざたされる高血圧ですが、血圧は、ちょっと体を動かしたり、寒さを感じるだけでも上昇するものです。この一時的な血圧上昇は高血圧とは呼ばず、慢性的に血圧が高い状態となると高血圧と診断されます。

一般的に、高血圧症という病気は、脳、心臓、腎臓などの臓器に疾患を及ぼす状態になっていきます。具体的な疾患名には、脳卒中、心筋梗塞、腎機能障害などが挙げられます。

高血圧の診断では、血圧を正しく測ることが重要です。血圧は、普段と環境が少し違うだけでも上がってしまうことがあるので、家庭で起床後1時間以内の血圧測定が推奨されています。

また、医療機関で医師や看護師に測ってもらうと緊張して、血圧が上がってしまう白衣性高血圧という状態になる人がいます。

逆に、仮面高血圧といって、診察室で測定した血圧は正常なのに、家庭や職場で測定すると高血圧となってしまう場合もあるようです。これは、高血圧の指摘を受けたことのない人の場合、職場でのストレスが高いために緊張で高血圧になっているが、職場から離れたとたんにストレスから解放されて正常血圧になってしまうようです。

この仮面高血圧は検査では気づかれにくく、高血圧が悪化する場合があるので、注意が必要です。

血圧を表すには2つの数値を用います。よく上がいくつ、下がいくつ、などと使いますが、上というのは、動脈の内圧がもっとも高いときで、心臓が収縮している収縮期の数値です。下というのは、動脈の内圧がもっとも低いときで、心臓が拡張している拡張期の数値です。血圧の表し方は、「収縮期血圧／拡張期血圧㎜Hg」となります。

そもそも血圧とは、血液の圧力によって血管壁が押される力のことです。ポンプの役割を果たす心臓が、血液に圧力をかけて血管に送り出す際に、送り出される血液の量（心拍出量）と、血管の硬さ（血管抵抗）によって生じる圧力です。心拍出量が多いと血圧は上がり、血管抵抗が小さいと血圧が下がる、この関係によって血圧が出るのです。

高血圧の説明をする前に、低血圧についても少し解説しておきましょう。

厳密に定義されているわけではないのですが、上の血圧である収縮期血圧が１００㎜Hg以下の場合に低血圧と診断されることが多く、低血圧によってなんらかの疾患が現れると、低血圧症となります。

低血圧症には、大きく４つの症状があります。

1. 低血圧を起こしている原因がわからないが、自覚症状がある状態を本態性低血圧症と呼ぶ。

2. 心臓疾患、内分泌系器官疾患、自律神経失調症などの病気によって、また、降圧剤や向精神薬などの副作用で低血圧が引き起こされている場合を二次性低血圧症と呼ぶ。

3. 急に立ち上がったとき、長時間立ちっぱなしのときに低血圧になり、それによってなんらかの症状が起こることを起立性低血圧症という。

4. 食事のときに、胃と腸の血流が増えることによって全身の血圧が下がり、気持ち悪いなどの症状が起こることで、これを食事性低血圧症という。

症状には、めまい、立ちくらみ、頭痛、だるさ、動悸などがあり、朝の目覚めがよくなかったり、不安感、不眠を訴える人も多いようです。

ただ、自覚症状のある低血圧患者でも、治療が必要な患者は全体の1割ほどで、生活習慣を改めることで改善することがよくあります。

血圧の正常値は、時代が新しくなるごとに厳しい数値に改定されていく傾向があります。これには、高血圧と診断される人が増えることで、定期的に病院に通って高価な降圧剤を飲んでほしいという、医療側が利益を追及している側面があります。

現在の高血圧基準は、診療室で医師や看護師により測定された血圧で140／90㎜Hg以上、家庭で測定した血圧で135／85㎜Hg以上です。2008年以前、高血圧の基準は160㎜Hgとされていました。戦前と戦後ほどの大きな変化もない現代で、こんなに短期間に人間の基本的構造が変わるということはないわけですから、いかに医療業界に都合のいいように数字が作られているかがわかると思います。

●原因がわからない高血圧が9割を占める

ただし、そうはいっても、慢性的な高血圧はやはり命に関わる状態であることに変わりはありません。

しかも、高血圧の85～90パーセントは原因を特定できない**本態性高血圧**（原発性高血圧ともいう）といって、心臓と血管に生じた変化が組み合わさって高血圧を引き起こしていると考えられます。

その原因には一般的に、遺伝的体質、塩分の過剰摂取、飲酒、肥満というような生活習慣が関係しているとされ、メタボリックシンドロームとも関係が深いといわれています。

メタボリックシンドロームとは、内臓脂肪が多い腹部肥満の状態で、高血糖、高血圧、脂質異常症のうち2つ以上の症状を持つ状態をいいます。

メタボリックシンドロームと診断される詳しい数値は、**男性腹囲85センチ以上女性90センチ以上で、なおかつ血圧130／85㎜Hg以上。そして中性脂肪150㎎／dℓ以上、または善玉コレステロールが40㎎／dℓ未満、血糖が110㎎／dℓ以上の、3項目中2項目以上が当て**

はまるとメタボと診断され、改善を図るよう指導されます。

高血圧は、糖尿病や脂質異常症などとともに生活習慣病の原因とされているように、メタボリックシンドロームも引き起こす原因となっているのです。

原因が明らかになっている高血圧は、**二次性高血圧**と呼ばれます。本態性高血圧に比べて、患者数は全体の5～15パーセントと少ないですが、手術などで完治する可能性があるので、診断をしてもらうことが重要になります。

二次性高血圧のなかで頻度が高いのは、腎性高血圧です。急性・慢性腎炎、糖尿病性腎症、腎盂《じんう》腎炎《じんえん》、腎梗塞、腎動脈狭窄症《きょうさくしょう》、腎周囲膿瘍《のうよう》などが主な原因疾患で、これら腎性の病気になると、腎臓が血圧を上昇させる物質の分泌量を増やします。血圧を上昇させることで、より多くの血液を腎臓に流れ込ませるように仕向けているのです。

腎臓には、無数の細い血管である末梢《まっしょう》血管が多いのですが、腎臓の働きが悪くなって血圧が上がると、末梢神経に血液が流れにくくなります。このため、血管の抵抗が大きくなって、血圧はさらに上がってしまいます。

心血管性高血圧には、大動脈狭窄や大動脈弓症候群が原因となるものと、大動脈弁閉鎖不全などが原因となる高血圧があります。前者の診断には心臓・血管造影法を行わなければいけません。後者は、心臓の拍出量が大きくなったことによるもので、収縮期性高血圧ともいわれます。

神経性高血圧は、脳や神経の病気で起こる高血圧です。髄膜炎や脳腫瘍が原因のことが多いのですが、脳のケガなどが原因になることもあります。

内分泌性高血圧は、バセドウ病などの甲状腺機能亢進症で起こることが多いですが、原発性アルドステロン症、褐色細胞浮腫、クッシング症候群などの副腎の疾患が原因ということもあります。

周期的に手足がだるくなったり、若いのに著しく血圧が高いときは、原発性アルドステロン症を疑います。また、肥満の原因が思い当たらないのに肥満になっている場合、クッシング症候群を疑います。

ほかに中毒性高血圧、脳性高血圧などがありますが、どれも手術で治るので、この二次性高血圧と診断がつくかどうかは、病気が完治するうえでもとても重要となります。

高血圧と診断されたときには、別の病気があるかどうかを慎重に判断したいところです。

●高血圧も合併症が恐ろしい

高血圧は、サイレント・キラーと呼ばれている通り、自覚症状が出ないまま、体のあちこちの不具合を誘導します。

高血圧が慢性的に続いていると、動脈の内膜に血流の強い圧力がかかり、血管が傷ついたり、狭まったりしていきます。血管の内皮が傷つくと、これを修復しようとして、粥腫《じゅくしゅ》（アテローム、プラーク）が発生します。これによって血流が悪くなったり、動脈硬化の原因となったりします。

この動脈硬化も怖いですが、**高血圧の恐ろしいところは、ときには死に至る合併症を伴うことです。合併症は脳血管障害、心臓疾患、腎臓疾患、血管疾患の４つに大きく分類されます。**

脳血管障害で挙げられるのは、まずは脳卒中です。脳卒中の62パーセントは高血圧が原因と世界保健機関（ＷＨＯ）が発表していますが、高血圧と関係しているのは脳出血と脳梗塞です。

脳出血は脳内の血管が破れ、脳のなかで出血している状態をいいます。意識・感覚障害や運動麻痺が現れることが多く、重い場合は脳幹部が圧迫されて死に至ることもあります。

血圧のコントロールがうまく行われる近年では、脳出血での死亡数は減る傾向にあり、軽症化していますが、起こると運動障害や認知症などの後遺症が出ます。

脳梗塞は、脳の血管が詰まるなどして、脳組織が酸素不足や栄養不足に陥り、脳組織が壊死してしまう疾患のことです。

心臓疾患には、虚血性心疾患や心肥大、心不全などがあります。虚血性心疾患とは、冠動脈の硬化によって心筋への血流が阻害されてしまうことを指します。

高血圧のほかに、高コレステロール血症、糖尿病、肥満、喫煙などの影響も大きく受ける疾病で、脳卒中と比べると心筋梗塞にかかる日本人は少ないとされていますが、総数は多く、油断できない症状です。

心肥大とは、体全体に血液を送り出すポンプの役割を果たす心臓の筋肉が大きくなり、心筋の重量が増加した状態をいいます。

普通、心臓は握り拳大の大きさですが、大きくなるとその2倍にもなってしまいます。大きくなると動きが弱まり、血流ポンプとしての機能が衰えてしまいます。やはりこの原因となっているのも高血圧などの生活習慣病です。

心不全とは、病気の名前ではなく、心臓の機能が低下して、十分な血液を送り出せなくなった状態を指します。血流が滞ることによって、体中に栄養が運ばれなくなり、ほかの臓器に異常が起きたり、心臓自体も正常に働かなくなったりします。

腎臓疾患は、高血圧が原因で腎臓の血管が動脈硬化を起こし、障害が起こる疾患です。この状態が長く続くと、腎臓の糸球体に血液を送る細動脈に圧力がかかるので、血管が狭くなります。

血液が大量に必要な腎臓で血液の流れが悪くなると、糸球体が硬化し、慢性腎不全に陥ります。

血管疾患には動脈瘤、閉塞性動脈硬化症などが挙げられます。動脈瘤とは、体の隅々までいきわたる動脈の一部が膨らんでしまうことをいいます。いったん膨らんだ動脈は縮むことはなく、血圧をコントロールすることでしか症状を抑えられません。

大動脈が破裂すると意識がなくなり、心臓も呼吸も止まってしまいます。じわじわ漏れ出る場合もあり、胸や背中、腹や腰が痛んだり、気分が悪くなったりします。

閉塞性動脈硬化症は、手足の動脈が硬化することをいいます。手足がしびれる、冷たい、距離を歩くとふくらはぎが締め付けられるように痛い、じっとしていても手足が痛む、手足に治りにくい潰瘍ができる、または壊死するなどの症状が現れます。

この症状が出た場合、手足だけでなく、全身の動脈も硬化をきたしている場合が少なくありません。

このように、糖尿病は気づかない間に僕たちの体をじわじわと蝕《むしば》んでいくのです。

●絶糖2週間で数値は正常に

先ほど、高血圧の原因は生活習慣によるものだと説明しましたが、よくいわれるものに、塩分の過剰摂取があります。

「塩分を摂りすぎると血圧が上がり、高血圧の状態が続くと心臓が肥大、血管には動脈硬化が起こり、心筋梗塞や脳卒中の原因となる」というステレオタイプの説明がありますが、果たして本当にそうなのでしょうか。

日本人は、外国に比べて塩分を摂りすぎているというデータもあるようですが、成人の1

日の食塩摂取量平均値は、2005年で男性12・4グラム、女性10・7グラムでした。8年を経た2013年で男性11・1グラム、女性9・4グラムと、塩分摂取量は年々減っていることがわかります。

しかし、高血圧など、塩分過多が原因とされる生活習慣病患者の数は、減るどころか増える一方です。

このことから、**塩分摂取量だけではない、ほかの理由**が考えられます。

それが**糖質摂取**です。糖質を摂りすぎると、インスリンの働きが悪くなり、腎臓の塩分排出機能が鈍くなります。これがインスリン抵抗による腎機能の障害です。

本来は腎臓で栄養が選りわけられ、老廃物などが濾されて尿として排出されますが、これに障害が起きると、血液中の塩分濃度が高くなります。

塩分濃度が高くなった血液は、浸透圧が高くなっており、栄養を送るべき各細胞に浸み出していくことができなくなります。そうなると、血管内の圧力が高まり、高血圧になってしまうのです。

また、糖の過剰摂取状態が続くと、インスリンが過剰分泌されて、高インスリン血症が引き起こされます。糖をたくさん摂っているだけでも、交感神経優位の状態が続いて緊張状態となるのですが、さらに、高インスリン血症になると、交感神経優位状態は連続してしまいます。

交感神経が優位になっていると、体の全体の血管は収縮し、血管もまた圧力が上がります。つまり、慢性的な高血圧状態を起こしやすくなってしまうのです。

高血圧は、絶糖で劇的によくなる生活習慣病のひとつです。

糖尿病は絶糖をするだけで早くて3日で正常に戻ってしまいますが、高血圧は糖だけが直接の原因ではなく、複合的な要因が絡んでいる場合もあるので、1カ月を目処《めど》に絶糖を続けてみてください。

1カ月で、だいたいの人は数値が正常の範囲内に戻っています。

●高血圧と糖尿病が数週間で改善

10年以上も高血圧と糖尿病を抱え、降圧剤と血糖降下剤を服用していた68歳の男性が来院したときのことです。

来院したときには、血圧が159／76㎜Hg、HbA1cは6・5パーセントと、いずれも少し高い数値でした。

アレルギーも、特別な既往症もないことから、この方には絶糖をおすすめしました。そして、低血糖になると、高血糖より命の危険があるので、血糖降下剤は、よく説明をして中止していただきました。

約1週間後の空腹時血糖値の数値は92㎎／dℓとなっていて、これはもう正常の範囲に収まっていました。

さらに約2週間後の血圧は122／68㎜Hgと、血圧も正常の範囲内になったので、降圧剤も中止してもらうことに。

それから2週間後の検査でも血糖値は91㎎／dℓと安定しており、これまで薬を手放せなかった生活とは一変、絶糖によって高血圧も糖尿病もほぼ治り、現在は健康に生活しておられるようです。

ただし、高血圧や糖尿病で僕のクリニックを訪れる人は、最近ではとても少なくなってしまいました。

なぜなら、これまでに書いた僕の本には、絶糖の詳しい方法と、その効果が詳しく説明されているので、遠いところまで足を運ばなくても、**家庭での絶糖だけで糖尿病や高血圧が治ってしまう**からです。

この前も、糖尿病で苦しんでいた50代の男性が、本を読んで絶糖を試したら高血圧が治ったといって来院したのですが、あまりにもケロっと治ってしまったので、不安になって確認に来たとのことでした。

こういうケースはわりと多いのです。医者には「一生治らない」といわれて、毎月、毎月薬をもらうためだけに病院に通い続け、ときには「病気が悪くなるのでは」と長年苦しんできた年月がうそのように、数値もよくなって、顔色もよくなっていくので、逆に不安にかられてしまうようです。

その50代の男性には、糖を抜けば、高血圧や糖尿病は治ってしまうという仕組みを説明して、このままでまったく問題がないことを伝えました。

痛風も治る！

●プリン体と尿酸の関係

かつて昭和初期ごろまでは、痛風にかかる日本人はほとんどいないという時代もありましたが、食生活の変化やストレス増大などによって罹患率も増え、**痛風患者は全国に50〜60万人、予備軍は５００万人以上**と、すっかり国民病となりました。

痛風は、尿酸という物質が多くなると発症することがよく知られています。その尿酸のもととなるプリン体についても、痛風の原因としてよく知られています。

プリン体は、あらゆる動植物の細胞に含まれています。悪者のイメージの強い物質ですが、人間の体内では核酸（ＤＮＡやＲＮＡ）の構成要素として、遺伝情報を保持しています。生物が生命活動を行うときに必要とするエネルギーの一部は、プリン体の一種、アデノシン三リン酸から供給されるなど、体内で重要な役割を担っています。

細胞は、過剰に作られたり、大量に摂取されたプリン体や、エネルギー代謝で不要となったプリン体を酵素で尿酸に変え、各細胞から血液中に排出します。

つまり尿酸は、細胞の老廃物なのです。

このプリン体が作られる過程には2通りあります。ひとつは自らの細胞で生成するパターン。体内のプリン体の約80パーセントは、自分で作り出したプリン体です。

もうひとつは、食べ物から取り込むプリン体。これは全体の約20パーセントほどを占めます。

つまり食事で摂るプリン体よりも体内で合成されるプリン体の方が多く、食べ物でプリン体を制限しても、血中の尿酸値は1・0㎎/dℓ程度しか下がらないことも明らかになってきました。

後ほど詳述しますが、やみくもにビールや肉を飲食しないなどの食事制限をしても、ほとんど尿酸値を下げることはできないのです。

さて、その尿酸とは、体内でどのような役割を果たしているのでしょうか。

細胞から析出されたプリン体の老廃物である尿酸が血中に入ると、血液とともに体中を巡ります。血液などの体液に溶けにくく、体温の低下や酸性化が起こると、さらに尿酸の溶解度が低下し、結晶ができることがあります。これが尿路結石や痛風結節を引き起こします。

体内に存在する尿酸の総量を尿酸プールと呼びます。通常であれば、1日に約700ミリグラムの尿酸ができる一方で、腎臓から尿として約500ミリグラムが排出され、汗や消化管で約200ミリグラムが排出されることで、体内の尿酸のバランスは保たれています。

このバランスが崩れ、血清尿酸値が高くなると高尿酸血症となります。あるいは低い場合もあり、これは低尿酸血症と呼ばれます。

尿酸は不要なものというイメージがありますが、一方で体内に一定量存在することで強力な抗酸化物質としての働きがあることが知られています。運動ストレスを緩和するなどの研究が報告されており、発ガンを抑制するという説もあります。

低尿酸血症では、急に激しい運動をしたときなどに急性腎不全や尿路結石が起こりやすいことがわかってきています。運動後に腹痛、腰痛、背中が痛くなったり、尿が赤くなることがあれば、受診することをおすすめします。

高尿酸血症とは、血液中の尿酸値が正常を超えて高くなった状態をいい、尿酸値が血液中で溶解可能な最大濃度である7・0㎎/dℓを超えると高尿酸血症と診断されます。

尿酸値が高い状態が続くと、溶けなかった尿酸が結晶となり、主に関節やその周辺に沈着していきます。この結晶を異物と判断した免疫システムが攻撃することで炎症が起きて激しい痛みが生じた状態が痛風発作です。

この結晶が尿路で作られると尿路結石となります。結石が腎臓にあるうちは自覚症状がほとんどありませんが、腎臓から尿とともに流れて尿路で詰まると、激しい痛みが起こります。腰、脇腹の下腹部など、結石が尿管を移動するたびに痛みの出る場所が変わっていきます。

また、結石が尿管を傷つけてしまうと血尿、頻尿、排尿痛なども起こります。小さな結石の場合であれば、水をたくさん飲んで尿と一緒に自然排出させる方法をとりますが、大きい場合は、体外衝撃波結石破砕術という方法などで治療することになります。

●痛風のいやな症状

高尿酸血症を発症していても、自覚症状が出ることはまれで、健康診断などで気づかないと、そのまま数年を過ごしてしまうことになります。

この状態で数年～10年ほど放置すると、尿酸が結石化した尿酸塩になり、関節や腎臓に沈着します。

すると、ある日突然、なんの前触れもなく足の親指のつけ根、くるぶし、足の甲、アキレス腱、膝などが激痛に襲われます。患部は赤く腫れて熱を持ち、痛みは引くどころか次第に強くなり、痛さに耐えきれない人がほとんどです。

発作は、寝ているときに起こりやすいといわれます。これは就寝中に血圧が下がり、血液の循環が鈍くなることから体温が下がった状態になっていて、結石ができやすいからだといわれています。

激痛は発症から24時間をピークに低減していきますが、痛みは通常1～2週間続きます。しかし、それ以降はすっかり痛みが引いてしまい、治ったと勘違いする人も多いのです。そのままにしておくと、発作の間隔がだんだん狭まり、合併症も引き起こすことになります。

痛風の症状には、関節痛のほかに、かなり進行した場合には痛風結石と呼ばれる肉芽腫《にくげしゅ》組織が形成されます。これは尿酸が尿酸ナトリウムの結晶となって、比較的体温の低い耳たぶや肘関節の裏側、膝の皿表面やくるぶしなどに小さなコブ（結節）ができる症状で、放置しておくと大きくなっていきます。

そして次第に関節が変形したり、運動が不自由になったりします。結節は、尿酸値を正常に戻す以外には根本治療はできません。尿酸値が正常の範囲内になれば、尿酸ナトリウムの結晶は少しずつ溶解し、結節も小さくなっていきます。

ただし、最近の治療では薬で尿酸値を効率よくコントロールすることができるようになり、痛風結石になる人の数は減っています。

痛風は、自覚症状の出にくい生活習慣病ですが、初期段階で確認できる症状もいくつかあります。もちろん、これだけで痛風と決めつけられるものではありませんが、疑いがある場合の指標のひとつとして確認してみましょう。

○膝関節などに炎症がみられる
○立ち上がるときに痛みがある
○膝や足の拇指に痛みや熱感がある
○痛みが長時間継続するが、すっと治まる
○足の指などに変形がみられる

以上の症状がある場合は、血液検査で尿酸値を測定しておくことをおすすめします。

また、よく知られていることですが、痛風は圧倒的に男性に多い病気です。これは、痛風の原因である尿酸の血中濃度（血清尿酸値）が、男性より女性の方が低いためで、女性ホルモンのひとつであるエストロゲンに腎臓からの尿酸の排出を促す働きがあるからです。しかし、女性ホルモンの分泌が一気に低下する閉経後は、尿酸値は上昇しやすくなります。平均で50歳前後になると、男女間での尿酸値の差が狭まるのはそのためです。

そもそも痛風は、もっとも古い時代から知られていた病気のひとつでした。エジプトのミイラの関節に尿酸塩があったという発見もあり、医学の父と呼ばれたヒポクラテスも痛風について言及しています。

西洋では動物性タンパク質の摂取が多いためといわれていますが、アレクサンダー大王、ミケランジェロ、レオナルド・ダ・ヴィンチなど、痛風に苦しんだ英雄や有名人も多かったようです。

一方、日本では戦後の１９６０年代になるまで、全国で数百人ほどの患者数しか確認されていませんでした。アジアの国々でも痛風は稀な病気でしたが、最近は台湾や中国沿岸部で患者が急増しているそうです。

これは、食事内容が世界的に欧米化していることと関連があるといわれています。

●似た病気に要注意

痛風発作は、関節が赤く腫れ上がり、激痛が走るという関節炎の症状が現れます。実は、専門医が診断を迷うほど、痛風に似ている病気が多いのも、痛風の大きな特徴です。

たとえば、以前に痛風の症状が出ており、いつもの痛風だと思っていたら別の病気だった、というケースもあります。痛風に似た症状が出る代表的な病気には、次の6つがあります。症状が出たときには、こういう病気があることも頭の片隅に留めておきましょう。

1．関節リウマチ

手足の先、肘、膝などの関節が慢性的に痛み、症状が進むと日常生活が不自由になるつらい病気です。痛風と違うところは、関節の痛みが慢性的であることと、女性に多く男性に少ない点です。

2．回帰性リウマチ

関節が急に腫れて痛くなる、原因が不明の病気です。痛風より症状は軽く、2、3日で症状が治まりますが、繰り返し発作が出ます。関節は変形せず、血清尿酸値は正常であることが多いのですが、たまたま血清尿酸値が高いと、痛風と間違えられやすい病気です。

3. 変形性関節炎

痛風が突然激しく痛み出すのに比べると、慢性的な痛みであることが違いです。大きな特徴は、老化現象によって関節が変形し、関節を動かすことによって痛みに変化があるということです。指先、肘、腰椎などに症状が出ることが多い病気です。

4. 偽《ぎ》痛風《つうふう》

関節部にカルシウムが溜まってしまう病気で、ピロリン酸カルシウムという物質が関節軟骨や半月板を石灰化してしまいます。激しい痛みや腫れが起こり、比較的60代以上の女性に多い病気です。

5. 外反母趾《がいはんぼし》

足の親指が小指側にくの字型に曲がって、つけ根が腫れて痛みが出ます。変形しているため、歩くと圧力がかかり、炎症を起こしてひどい痛みが出ることもあります。患者の9割は女性で、ハイヒールを履く頻度が高いことや、遺伝要素などが原因とされています。

6. 蜂窩織炎《ほうかしきえん》

ブドウ球菌や連鎖球菌が皮下組織に入ってしまい、激しい炎症が起きます。これが関節で起きると化膿性関節炎といい、痛風の発作を起こした経験がある人が、同じ関節で蜂窩織炎を発症すると、判別が非常に難しくなります。

●絶糖で痛風が改善する理由

痛風も糖尿病や高血圧とおなじく、生活習慣の乱れとストレスで発生する病気です。

これら生活習慣病は、絶糖を行うことで、薬などを使わずに治すことができます。

なぜ糖を絶つことで痛風が改善するのでしょうか。

痛風のもとになるプリン体は、肝臓で尿酸に分解され、尿酸は腎臓でろ過排泄されます。

糖を過剰摂取していると、この肝臓や腎臓に余計な脂肪がつき、本来の働きを阻害してしまいます。そのため、尿酸の排泄機能が鈍くなり、高尿酸血症を招き、これが慢性化することで痛風の発作が起きるのです。

絶糖していれば、脂肪は落ちていくので、尿酸の排泄も正常化していきます。

しかも、糖を摂らない食生活をしていれば、つらいことが多い痛風の食事制限はほとんどやらなくていいという利点もあります。

前項で説明した通り、プリン体を飲食で摂取しても、体内に留まるのは全体の2割で、尿酸値はほとんど変わりがないということがわかっています。

プリン体が多いとされる煮干しや鶏・豚・牛などのレバー、干し椎茸《しいたけ》も、毎日大量に食べるという食品ではないので、通常の摂取量であれば、神経質になる必要はないでしょう。

さらに、痛風になると、アルコールを控えるようにいわれますが、絶糖をしていれば飲んでも問題はありません。アルコールは、体内で分解される際に尿酸が作られるという性質があるため、飲み放題というわけにはいきませんが、痛風にとって絶対悪だといわれるビールも適量であれば大丈夫。

ただし、日本のビールの9割近くは、コーン（とうもろこし）やスターチ（でんぷん）、米などが副原料として入っている混ぜ物のビールです。これには糖質が含まれているので、絶糖的にはすすめられません。飲んでもいいビールは、麦芽とホップと水と酵母だけを原料とする、本物のビールだけです。

痛風の人が食べてはいけないものの筆頭は、ほとんどすべての果物に含まれる果糖です。これも絶糖していれば食べない食材ですが、果糖はブドウ糖と違い、細胞のエネルギーを産生しません。そして、ブドウ糖の10倍以上も糖化反応（ＡＧＥｓ）を起こしやすく、代謝を妨げられ、各臓器の機能が破壊されていきます。

痛風だけに限らず、果糖は百害あって一利なしの糖です。

そして、絶糖と同時に、痛風の大きな原因のひとつ、ストレス要因を特定して、減らす、もしくは軽減することも重要です。

●ゆっくりと治った痛風と高血圧～70代男性の場合

10年ほど、痛風と高血圧の症状を放っておいた70代の男性が来院しました。どちらも改善したいということだったので、絶糖の仕組みと効果を説明し、食べていい食材、避けたい食材を紹介して、おおむね糖の摂取量を１日10グラム未満に抑える絶糖療法をさっそくはじめてもらいました。

来院直後の検査では、尿酸値は９・５㎎／dℓ、血圧は１５１／85㎜Hgと、どちらも高い値でした。ちなみに、尿酸値の正常値は４・３～７・７㎎／dℓ、血圧の正常値は１４５／85㎜

Hg（家庭での測定時）です。

2カ月後に来院したときに、絶糖の進み具合を聞いたところ、どうしても付き合いがあって、炭水化物を多めに食べてしまうこともあったといいますが、血圧は117／72㎜Hgまで下がっていて、上々の結果が出ていました。数日後の尿酸値の検査では、8・3㎎／dℓと改善していて、痛風による右足の裏の痛みがなくなっていました。

さらに3カ月ほど経過して来院したときには、尿酸値が7・9㎎／dℓと、正常値近くまで下がっていたのです。

この方のケースでは、ときには炭水化物や糖分をたくさん食べてしまう日もありましたが、そこでクヨクヨせず、「また明日からがんばろう」と前向きな意識で絶糖に取り組んだことが、よかったのでしょうか。きちんと絶糖をするよりストレスもなく、順調に体質改善が進んだようです。

また、僕の知り合いのフランス料理店のオーナーシェフは、糖質たっぷりの赤ワインやソースを毎日食べていたところ、痛風になってしまったそうです。

仕事柄、絶糖は難しいと思いましたが、絶糖を紹介したところ、やってみるとの返事が。どうやら一気に絶糖を開始したらしく、2週間後には痛風の症状が出なくなったと喜びの連絡がきました。

前者の70代の方の場合は、ゆっくりと絶糖をして成功、後者のオーナーシェフの場合は、一気に糖を抑えて急激に成果を出しました。

自分に合う方法を見つけて絶糖をするということも、痛風などの慢性的な生活習慣病を撃退するには大切なようです。

3章

自己免疫疾患に絶大な効果をもたらす新治療

リウマチ性疾患

●リウマチ性疾患とは？

30～50歳の女性に多く発症することで知られる関節リウマチの患者は、全国に70～80万人いるといわれていますが、総数については、厚生労働省でも詳しく把握していないのが現状です。女性に多いといわれていますが、男性にも患者がいないわけではなく、男女比は女性4対男性1の割合です。10代でも発病することもあります。

関節リウマチは、日本では単にリウマチと呼ばれ、膠原病のひとつとされていますが、正しくは、リウマチ性疾患といいます。リウマチ性疾患とは、関節、筋肉、靭帯《じんたい》、腱《けん》などの運動器に痛みが出る病気の総称です。

膠原病とは、1942年に病理学者ポール・クレンペラーが発見した、当時としては画期的な新病理です。

医学界ではそれまで、病気は体の特定の臓器が障害を受けて起こると考えられてきました。しかし、全身性エリテマトーデスのように、多数の臓器が同時に病気になる疾患は、どの臓器が原因なのか特定できないことに着目し、病理研究によって、人間の細胞同士を結びつけている結合組織（膠原繊維）に病変があることを突き止めました。

この病変をフィブリノイド変性といい、これは、ある組織に過剰にフィブリノイド（フィブリンを主体とするいろいろな血漿成分）が沈着し、細胞が死んだり、活性が落ちて機能が果たせない状態を指します。

ただし現在では、膠原病という考え方ではくくりきれない、膠原繊維に異常がないものや、結合組織にほかの成分も含まれているリウマチ性疾患も発見されていることから、欧米では、血管を含む結合組織に病変が起こる病気として、結合組織疾患や、リウマチ性疾患という名称の方が多く使われています。これに対し日本では、膠原病という呼び名の方が一般的となっています。

ちなみに、リウマチという言葉は、ギリシア語で「流れ」を意味する「rheuma」に由来し、手や足の節々が痛む病気は、痛みが体のなかを流れると考えられたことから名付けられています。

リウマチ性疾患には、関節リウマチ、強皮症、全身性エリテマトーデス、シェーグレン症候群など200種類以上の病気がありますが、そのなかでも、もっとも患者数の多い関節リウマチは、自己免疫疾患のひとつです。

自己免疫疾患は、関節リウマチや全身性エリテマトーデスなどの全身性自己免疫疾患と、特定の臓器に起こる潰瘍性大腸炎など臓器特異的疾患の2パターンがあります。1章で説明した通り、本来は体外から入り込んだ異物を排除するための免疫システムが、自分の正常な細胞を攻撃してしまう病気のことです。

関節リウマチが発症する正確な原因はまだ明らかになっていませんが、遺伝が関わることはわかってきています。関節リウマチは、免疫異常が起こる病気です。関節リウマチを発症した人の免疫中には、健康な人と比べて、HLAという遺伝子が多いといわれていますが、決まった確率で必ず発症する遺伝病ではありません。

親が関節リウマチだったとしても、すべての子どもが関節リウマチにかかるというわけではなく、発症する確率が少し高くなるという程度の認識です。

関節リウマチ発症後の経過には、3つのパターンがあります。発症後、総患者数のうち、約30パーセントの人は、1～2年で治ったような状態（寛解）となり、その後強い症状が出ることはないパターンです。

逆に5〜10パーセントの人は、症状が出はじめて短期間で強い痛みや関節の変形が起こる急症状パターンとなります。残りの約60パーセントの人は、症状の一進一退を繰り返しながら、次第に病状が進み、関節がだんだんと変形していくパターンです。

このように関節リウマチは、発症して急激に病状が進む場合があり、また、関節のびらん（微小な骨関節の破壊）が発症後2年以内に急速に進行し、初期の段階で関節破壊が起きていることが明らかになりました。

発症2年以内に治療をはじめることが、もっとも治療効果が高いといわれ、アメリカのリウマチ学会のガイドラインでも、診断がついてから3カ月以内に治療を行うことが推奨されています。

●痛みを伴う関節リウマチの症状

関節リウマチのごく初期の症状は、仕事で忙しかったり、風邪を引いていたりするときには見過ごされてしまうほどささいなものです。主な症状を挙げてみましょう。

○なんとなく気分がすぐれない
○体がだるい
○貧血気味
○微熱が続く
○体重が減っている
○食欲がない

このような症状があっても、なかなか関節リウマチとは結びつかないのですが、これらの症状に加えて、朝起きたあと、体がなんとなくこわばっていて、動きづらいと感じることがあると、関節リウマチの前兆だという可能性が高くなります。

この初期症状に気づかずに生活をしていると、だんだんと本格的な症状が出はじめます。

一番わかりやすいのは、朝起きてから30分以内ぐらいの時間帯に起きる、手足や体のこわばりです。起きたら次のことをチェックしてみましょう。

○朝起きても、関節がこわばっていてすぐに起き上がれない
○歯ブラシが持ちにくい
○パジャマのボタンが外しにくい
○テレビのリモコンが押しにくい
○マグカップの持ち手を握れないときがある

この他に、手首や肘が痛くて重いものが持てない、膝が痛い、手の感覚が鈍くなる、手の第二関節が腫れて痛む、長時間座っていると足の関節がこわばるなど、日常生活でも関節に違和感を感じることがあれば、注意したいところです。関節リウマチの初期症状は、痛みというよりも、こわばりや腫れが目立ちます。こんな症状が1週間以上続くようであれば、検査を受けてみましょう。

この初期症状を過ぎると、関節リウマチ特有の症状が出はじめます。

まずは小さな関節である手指の第二、第三関節に腫れやこわばり、痛みが出るようになることが多く、第二関節の腫れは、紡績型になることが比較的多くみられます。紡績型とは、関節の周りだけが腫れ、糸巻きに似た形になることから名付けられています。そして、手首

足首、膝、肘など、さらに大きな関節に移行していきます。

また、大きな関節から関節リウマチがはじまることもあり、日本人の場合は股関節が多いようです。複数の関節で同時に起こる場合もあり、そのほとんどは左右対称に症状が現れます。ただし、必ず左右対称というわけではありません。片方の関節だけに症状が現れる人も、もちろんいるので、自分で判断せず、医師の診断を受けることをおすすめします。

関節リウマチになりやすい関節には、膝関節、頸椎《けいつい》、肘関節、股関節などがあります。膝関節は、日本人が関節リウマチにかかりやすい部位で、関節液が大量に溜まり、腫れ上がって痛みも伴います。

頸椎は、上から1番目、2番目に亜脱臼《あだっきゅう》が起こりやすく、脊髄に損傷が出ると神経障害につながることもあり、生命が危険になる場合も。

肘関節は、痛みで重いものを持てなくなったり、曲がったまま伸ばしにくくなったりします。**股関節**は、ほかの関節と比べて症状が出にくい部位ですが、炎症が起きると、その痛みは激しく、歩くのも困難になってしまいます。

また、関節だけでなく、**全身症状**を併発することがあります。皮下結節は、肘、膝、かかとなどにできる硬いしこりで、痛みは伴わず、全体の症状が治まると小さくなったり消えたりする症状です。強膜という**眼球**を包む外側の膜が炎症を起こし、痛みや視力障害を引き起こすこともあります。

さらに、**血管**に炎症が起こることがあり、全身に栄養や酸素が送られなくなるため、治療が難しくなることも。炎症が重いと「悪性関節リウマチ」と診断されますが、難病指定されていて、なおかつ患者数は全体の1パーセントと、出現率は低い病気です。

●合併症が危険

関節リウマチを発症すると、総患者数の6割ほどの人に、貧血症状がみられます。貧血の原因はさまざまで、炎症性貧血、鉄欠乏性貧血、腎性貧血、骨髄性貧血があります。

炎症性貧血は、免疫システムの自己攻撃で増加した炎症反応物質（サイトカイン）が、赤血球の寿命を短くしたり、骨髄での造血を抑制してしまうことで起こります。関節リウマチの活動性に比例して現れる症状で、症状がやわらぐと、貧血も同時に改善することが多くみられます。

鉄欠乏性貧血は、関節リウマチの治療で使用される消炎鎮痛剤によって引き起こされる副作用の場合が多く、胃潰瘍など消化器の出血が考えられます。本来は食生活で鉄分が不足して発症する貧血です。

腎性貧血とは、腎臓の機能のうちの、赤血球産生を促進するホルモン分泌がない、もしくは分泌量の不足によって起こる貧血で、さらに鉄欠乏性貧血や、慢性の炎症性貧血を合併している場合もあります。

骨髄性貧血は、抗リウマチ剤や鎮痛剤を使用することで、骨髄の造血を抑制されて起こります。この場合は、すぐに使用している薬を中止しなくてはいけません。

このほかに、関節リウマチにかかると、骨粗しょう症を引き起こす可能性が高くなります。これは、関節の痛みによって動きが制限されて運動量が減ることが原因だったり、炎症を起こした関節周辺が骨萎縮してしまったり、治療薬のステロイドによってカルシウムが吸収されにくくなって引き起こされるという理由が挙げられます。

高齢の場合、老人性骨粗しょう症も加わることがあり、転倒や打撲でなくても、ちょっとしたことで脊椎や骨盤を骨折してしまう場合もあります。健康な人でも、体を長期間動かさないと筋肉が萎縮し、関節の拘縮《こうしゅく》が起こるので、骨粗しょう症の予防が大切です。

合併症状が出てしまうと、消化器官や腎臓などに大きな影響を及ぼし、ときには心不全を引き起こしてしまうのがアミロイドーシスです。

アミロイドーシスとは、アミロイドタンパクが異常に増えて臓器などに沈着、蓄積し、機能障害を起こしてしまう病気です。発症する場所によって障害が異なり、胃や十二指腸といった消化器官に蓄積すると、便秘と下痢を繰り返し、吐き気や腹部の膨満感などが症状として現れます。腸管に蓄積すると、難治性の下痢や吸収不良を起こし、蠕動《ぜんどう》運動を低下させます。

腎臓に蓄積すると、顔や足がむくんだり、タンパク尿を引き起こし、腎不全の原因にもなります。循環器の場合は、不整脈、心臓肥大、心筋虚血などを発症し、こちらも進行すると心不全を伴うこともあります。

関節リウマチの患者のうち、約20パーセントの割合で合併する病気がシェーグレン症候群です。シェーグレン症候群は、リウマチ性疾患のひとつで、涙腺や唾液腺の炎症によってドライアイやドライマウスの症状が現れる病気です。

このシェーグレン症候群でも関節痛があります。関節リウマチの初期症状に似ていますが、骨の破壊はなく、複数の関節が痛むものの、腫れることは少ないようです。

●関節リウマチは完治する

関節リウマチを含め、リウマチ性疾患の発症原因は、まだ解明されていません。遺伝という要素もあると先ほど説明しましたが、僕はさまざまな患者さんを診察してきて、大きな原因がひとつあると実感しています。

それが**ストレス**です。どの患者さんもそうですが、自己免疫疾患の人が来院すると、症状が出はじめたときの生活状況を詳しく聞き取ります。すると、だいたいの人が、発症した時期に、職場での人間関係など大きな生活の変化や、大切な人との離別など、多大なストレスを受けていることがわかったのです。

人間は、ストレスを受けると、活性酸素が大量に発生し、細胞の酸化が進みます。これによって、免疫機能なども落ち、ウイルスや病気の攻撃を受けやすくなってしまいます。活性酸素が大量に発生すると、体内を錆《さ》びつかせていくことになり、炎症を起こしてしまいます。これを抑えるのが、ビタミンCです。

ある研究では、ストレスが加わると、普段は副腎にためられているビタミンCの濃度が急激に低下することが突き止められています。ビタミンCには強い抗酸化作用があるので、通常であれば、病気になる前に酸化を抑えてくれますが、大きなストレスの場合は、ビタミンCが不足してしまい、抵抗力が弱まってしまうのです。

なにか大きなストレスがあったときには、ビタミンC点滴を受けて、とにかく体内の錆びつきを抑えたり、もしくは、発症している場合は、こまめにビタミンCを点滴、摂取して抗酸化力を上げる、という手段がひとつ考えられます。

さらに、絶糖も効果的です。免疫システムはリラックス状態である副交感神経が優位になっているときに活発に働きますが、糖を多く摂取していると、インスリンが大量に分泌され、交感神経が優位になり、免疫システムの働きを抑えてしまいます。交感神経が働き続けると免疫力が下がり、自己免疫疾患など、さまざまなエラーを起こしがちになってしまうのです。

僕のクリニックに来ている人のなかには、**「絶糖をはじめたら、関節リウマチの痛みが少しよくなった」**と報告してくれる人がいます。もしかしたらこれは、糖の影響が抜けて、免疫システムがよく機能するようになったからかもしれません。

そして、自己免疫疾患を治す最終手段ともいうべき方法が免疫置換療法です。1章でも説明した通り、ノイロトロピン注射を定期的に続けることによって、まずは痛みがやわらぎ、症状の進行を抑え、全治に向かいます。

ただし、破壊されてしまった骨はもとには戻りません。関節リウマチは、とにかく早期の処置が肝心といえます。

甲状腺疾患

●新陳代謝を司る甲状腺ホルモン

甲状腺は、首の喉《のど》ぼとけの下に位置し、皮膚のすぐ下にあります。喉ぼとけを挟むように2つの部分に分かれていて、峡部と呼ばれる中央でつながり、大きさは5センチほどで、蝶のような形をしています。

この甲状腺の機能になんらかの異常が認められる人は、成人のうち、男性で約14パーセント、女性で約25パーセントとされています。

甲状腺からは、2種類のホルモンが分泌されています。それぞれT4(サイロキシン)とT3(トリヨードサイロニン)と呼ばれ、1日にT4が約80マイクログラム、T3が約4マイクログラム分泌されます。その大部分は血清タンパクと結合していますが、体で働く甲状腺ホルモンは、血清タンパクと結合していない遊離T4と遊離T3です。

血清タンパクとは、血液が凝固するときに分離してできる、透明または淡黄色の液体である血清に、アルブミンやグロブリンというタンパク質が結合したもので、細胞への栄養補給や免疫などの役割を果たしています。

体のなかでは、さまざまな種類のホルモンが内分泌器官で作られています。甲状腺では、ところてんや焼き海苔《のり》、青海苔、昆布、わかめなどの食材に含まれるヨウ素から甲状腺ホルモンを生成しています。

甲状腺ホルモンには、大きく分けて3つの働きがあります。

まずは細胞の新陳代謝を盛んにするという機能。代謝がよくなれば、体内の脂肪や糖分を燃やしてエネルギーを作る能力が上がり、これは熱や力となって僕たちの体を動かす原動力となります。熱もたくさん生んでくれるので、体温維持にも必要な機能です。

2つめは、交感神経を刺激する役割です。交感神経を活発にして脈を速め、体が活動状態になるように調整します。

３つめは、胎児や小児が発達するための作用があることです。新生児に甲状腺ホルモンが不足すると、身長が伸びなかったり知能障害が出てしまうクレチン症という先天性の病気の原因となります。

甲状腺ホルモンは両生類などの動物にもあり、たとえばオタマジャクシに甲状腺ホルモンが不足すると、カエルになることができません。

このように、甲状腺ホルモンは全身の新陳代謝を活発にし、心拍数、呼吸、脂肪燃焼、皮膚の修復、成長、発熱、妊娠、消化など多くの生命活動に影響を及ぼす重要な働きをしています。

この甲状腺ホルモンは、血中内で一定の量を維持できるようにコントロールされています。これを司っているのが脳の下垂体から分泌される甲状腺刺激ホルモンで、血中で甲状腺ホルモンが増えすぎたときは下垂体からの刺激ホルモンの分泌量が抑えられ、逆に濃度が足りなくなると刺激ホルモンの分泌量が増えて、甲状腺ホルモンの分泌を促します。この仕組みをフィードバック機構といい、このおかげで血中の甲状腺ホルモンの量は常に一定の量を保っています。

この仕組みが乱れると、甲状腺ホルモンの量が変化する病気、甲状腺内に腫瘤《しゅりゅう》などができる病気などにかかりやすくなります。

大きく分けて、**①甲状腺ホルモンが過剰になる甲状腺機能亢進症、②甲状腺ホルモンの量が少なすぎると発生する甲状腺機能低下症、③甲状腺が腫れたり、しこりができて形状が変化した甲状腺腫や、甲状腺全体が大きくなってしまうびまん性甲状腺腫という形質変化**があります。

【血液検査の基準値】

T４（サイロキシン）……………………４～12μg／dℓ
T３（トリヨードサイロニン）………０・７～２・１ng／dℓ
FT４（遊離サイロキシン）…………０・９～１・９ng／dℓ
FT３（遊離トリヨードサイロニン）…２・５～４・５pg／dℓ
TSH（甲状腺刺激ホルモン）………０・３～３・７μU／dℓ

検査は簡単で、血液検査でT４やT３の数値を調べるだけで異常が出ているかどうかがわかります。T４、T３が高値の場合はバセドウ病などの甲状腺機能亢進症が疑われ、逆に低値であれば甲状腺機能低下症を疑います。

●良性の場合が多い甲状腺腫

甲状腺腫には、腺腫様結節、プランマー病、甲状腺嚢胞《のうほう》、濾胞《ろほう》腺腫、びまん性甲状腺腫などがあり、そのほとんどは良性の、手術の必要のない腫瘍です。悪性腫瘍化したものは、甲状腺乳頭ガン、甲状腺悪性リンパ腫などになるものもあります。

胸腺様結節は、甲状腺に1～数個の結節（しこり）ができる症状です。首のしこりや腫れを自覚することもあれば、首の腫れを人から指摘されることもあります。また、健康診断などの超音波検査で偶然発見される場合もあります。

甲状腺のホルモン分泌が正常で、良性と診断されれば、治療をすることはほとんどありません。ただし、ガンを合併することもあるので、定期的な経過観察は必要です。

プランマー病は、甲状腺腫が甲状腺ホルモンを過剰に分泌している状態の病気です。甲状腺の正常組織が機能しなくなる場合があるので、手術によって腫瘍を摘出することになります。ガンになっていることは稀で、良性の場合が多いようです。

甲状腺嚢胞は、甲状腺のなかに袋状の空洞ができ、そこに液体が溜まる症状をいいます。急にできたときは痛みを感じることもありますが、普通は痛みのないしこりができ、2～3日で消えることも多い嚢胞です。多くの場合は、注射器で嚢胞から液体を吸い出すと改善します。こちらも良性のものがほとんどですが、ガンを伴う嚢胞があるので、きちんと検査をしておくことが重要です。

濾胞腺腫は、痛みのないしこりですが、ゆっくり大きくなっていくのが特徴です。これは日本人に多く発症する病気で、ほとんどは良性です。検査は、血液検査、超音波検査、細胞診が必要ですが、悪政の甲状腺嚢胞ガンとの区別が難しいことがあります。ほとんど良性ですが、腫瘍が硬かったり、大きくなる期間が短いときなどは濾胞ガンを疑います。良性であれば、定期的な経過観察を行います。

びまん性甲状腺腫とは、甲状腺が全体的に腫れている状態を指します。思春期に多くみられ、腫瘍や炎症もなく、ホルモン異常もみられないことがほとんどで、経過観察を行います。しかし、将来的に甲状腺機能になんらかの異常が生じる場合があるので、注意をしておく必要があります。

●甲状腺機能低下症とは

　甲状腺機能低下症は女性に多く発症し、男女比は1対10以上にもなります。全身の代謝を維持している甲状腺ホルモンが少なくなると、活動性や身体機能がゆっくりと低下します。たとえば顔の表情が乏しくなったり、声がかすれ、話し方がゆっくりになり、まぶた、目、顔などにむくみや腫れが出て、体重は増加します。

　昼夜を問わず眠くなり、全身がだるくなる倦怠《けんたい》感に襲われ、記憶力や計算力も低下します。体温も低くなり、汗をかかなくなり、皮膚が乾燥します。

　甲状腺腫が出ることもあり、触らないとわからないほど小さいものから、見ただけでそれとわかるほど腫れる場合もあります。

　低下症の種類には、甲状腺が損なわれて起こる原発性機能低下症と、甲状腺をコントロールしている下垂体の甲状腺刺激ホルモンの分泌が低下して起こる続発性機能低下症、ごくまれにみられる甲状腺ホルモン不応症があります。

　原発性機能低下症の原因には、放射性ヨードを内服することによる甲状腺機能の破壊によるものなどがありますが、多いのは慢性甲状腺炎の橋本病です。これは甲状腺に炎症が起きている病気で、自己免疫疾患です。男女比は1対20〜30にもなり、圧倒的に女性が多い病気です。年齢は、20代後半から30代、40代に多くみられます。

甲状腺は予備能力の大きな臓器なので、甲状腺ホルモンを作る能力が低下することは少ないのですが、甲状腺全体が破壊されると機能低下症に陥ります。

しかし、ほとんどは何年もかかってゆっくりと炎症が広がるので、痛みや発熱などの自覚症状もありません。甲状腺機能が正常で、併発した甲状腺腫も小さいときは、とくに治療は行わなくてもいい病気です。しかし、症状はなくても病気であることに変わりはなく、急に症状が進むことがあるので、経過を観察することが重要です。

●甲状腺機能亢進症とバセドウ病

甲状腺ホルモンが過剰に分泌されたり、甲状腺の働きが活発になりすぎて、血中の甲状腺ホルモン濃度が上がると甲状腺中毒症を発症します。

甲状腺機能亢進症《こうしんしょう》を伴う病気はバセドウ病が有名ですが、そのほかにも、亢進症を伴わない無痛性甲状腺炎、亜急性甲状腺炎、プランマー病などがあります。

バセドウ病は、甲状腺を異常に刺激する抗体を自分の体で作ってしまう自己免疫疾患で、この病気を報告したドイツ人医師の名前に由来しています。英語圏では、同じく報告したイギリス人のグレーブスという医師の名前をとって、グレーブス病と呼ばれています。

ほかの甲状腺疾患と同じように、女性に多くみられる病気で、比率は男性1対女性4となりますが、甲状腺の病気全体の男女比は1対9ほどにもなるので、甲状腺疾患のなかでは男性がかかる率が比較的高い病気といえます。

発症の年齢帯は、男女とも20~50代の間で、とくに男性のバセドウ病は少ないので、診断がつかず、各科をたらいまわしにされることもあるそうです。

甲状腺ホルモンは、生体の新陳代謝を司るホルモンなので、働きが活発になると、体のさまざまな活動が加速し、全身に症状が現れます。

胸がドキドキするなどの動悸、息切れ、脈が速くなる頻脈、暑がりになって汗が大量に出る、体温が上昇するなどの身体的症状に加え、落ち着きがなくなり、イライラするなどの精神的症状も現れます。神経系では、手指のふるえなども起こります。

新陳代謝が激しすぎるため、異常にお腹が減り、男性患者の場合は1日に8000カロリーを摂ってもまだ痩せてしまうという場合もあります。

甲状腺も腫れることが多く、バセドウ病の場合は、甲状腺全体が腫れるびまん性甲状腺腫がみられます。

また、バセドウ病と聞くと眼球が飛び出る症状が出ると思う人も多いようですが、眼球突出は実際には頻出する症状ではありません。はっきりわかるほど眼球が出る人は10人に2人ほどです。眼球突出がなくても、上のまぶたが腫れる眼瞼《がんけん》膨張、まぶたが上に引っ張られて目が大きくなったように見える眼瞼後退が出ることもあります。

新陳代謝が激しくなるため、一見生き生きと元気そうに見えますが、じっとしているときでも走っているときと同じぐらいのエネルギーが消費されるため、とにかく疲れやすくなってしまいます。

これ以外にも、下痢をしがちになる、かゆみが出る、筋肉が衰えるなど、さまざまな症状があります。

無痛性甲状腺炎は、なんらかの原因によって甲状腺にためられていた甲状腺ホルモンが血中に漏れ出てしまう病気です。一時的に甲状腺ホルモンが血中に増加しますが、その後、いったん甲状腺機能低下症になることもあります。ほとんどの人は数カ月以内に機能が正常化し、症状は治まります。

亜急性甲状腺炎は、痛みを伴う甲状腺の腫瘍です。急性より長く続くという意味で亜急性ですが、慢性化することはない病気です。急に甲状腺が腫れて痛むのでびっくりしますが、数カ月で治り、再発も稀です。バセドウ病と同じように、甲状腺の機能亢進を伴うことが多く、動悸や息切れ、発汗、倦怠感などが出ることもあります。

プランマー病は、甲状腺にできるしこりが甲状腺ホルモンを作り、甲状腺の機能を亢進させる状態をもたらします。バセドウ病と同じような症状を呈し、しこりがどんどん甲状腺ホルモンを分泌し続けるため、脳下垂体からの甲状腺刺激ホルモン分泌が抑制されてしまい、結果として甲状腺の活動が停滞していきます。

また、バセドウ病は自己免疫疾患ですが、プランマー病は自己免疫とは関係ない病気で、遺伝性もほとんどありません。

●治療の際に気をつけてほしいこと

甲状腺疾患のうち、橋本病とバセドウ病などは自己免疫疾患で、これまでは、寛解はするけれど治らない病気だといわれてきました。

しかし、自己免疫疾患はこれまでも説明してきた通り、免疫置換療法で完治が目指せる病気となっています。

前出の岡崎医師の症例にも、甲状腺機能亢進症の女性に免疫置換療法を行った結果、こむらがえりや胸囲筋痙攣、疲れやすい症状がなくなり、現在は自覚症状がない状態にまで改善しているとあります。

僕のクリニックには甲状腺疾患の患者さんはまだ来院していないのですが、免疫置換療法を行う用意はしています。そして、もしもバセドウ病や橋本病などの自己免疫疾患による甲状腺疾患と診断された場合には、治療をはじめる前によく考えてほしいことがあります。

甲状腺疾患の治療に力を入れている病院などでは、「放射性ヨード（アイソトープ）」の服用や甲状腺摘出という治療を行っているところがあります。

甲状腺機能亢進症の場合、甲状腺が過剰に働きを強めてしまうことが原因ですから、それを抑えようとするわけです。抑えるために放射性ヨードを飲むという選択肢を提示されますが、放射性ヨードとは何かというと、放射線を出す放射性物質です。

これを飲むと、胃腸で吸収された放射線が甲状腺に集まり、甲状腺のなかから放射線を出して甲状腺の細胞を潰していくという治療です。

これが果たして治療なのか、という思いが僕のなかにはあります。なぜなら、甲状腺が破壊され、二度とその活動は戻ることはないからです。

ある病院の治療実績では、治療後1年で甲状腺機能低下症になる人は9パーセント、治療3年後には33パーセント、治療から10年経過すると、半数の人が低下症に陥ると報告されています。

要は、一度放射性ヨードを服用してしまうと、甲状腺が破壊され続けていくということにほかなりません。

甲状腺摘出手術も同じことです。甲状腺を一部であれ摘出するということは、将来にわたって甲状腺疾患が快方に向かったとしても、体にとってとても重要な甲状腺ホルモンの必要量の分泌は期待できません。人工的に甲状腺機能低下症になった状態で、一生、甲状腺ホルモン剤を飲み続けることになります。

免疫置換療法は、定期的な皮内注射だけで、自己免疫疾患であるバセドウ病や橋本病などの完治を目指せる画期的な方法です。しかし、一度でも放射性ヨード内服や摘出手術をしてしまえば、残念ながらもう治療することはできません。治療を検討している人は、もう一度リスクと今後の生活の質（ＱＯＬ）を考えてみてください。

潰瘍性大腸炎

●潰瘍性大腸炎とは？

潰瘍性大腸炎は、大腸に炎症が起こる慢性疾患で、炎症性腸疾患に含まれ、厚労省から「特定疾患」、いわゆる難病に指定されています。安倍首相もこの病気にかかっているということで注目されたこともありました。患者数は年を経るごとに増えており、２０１３年の医療受給者証と登録者証交付件数患者数の合計は約16万６０００人で、２００５年の推定患者数８万人に比べると、８年で倍になっています。

発症年齢のピークは男性20～24歳、女性25～29歳ですが、どの年代でも起こる可能性がある病気です。男女比は1対1で、性別の差はありません。

大腸の粘膜だけで炎症を起こす原因不明の病気ですが、遺伝である程度発症率が上がることと、自己免疫疾患であることが考えられています。

消化管である大腸だけにびらん（粘膜のただれ）や潰瘍ができる病気で、激しい下痢と腹痛が特徴的です。

消化管は口腔《こうこう》、咽頭《いんとう》、食道、胃、小腸（十二指腸、空腸、回腸）、大腸、肛門を総称した名称で、全長は約6メートルあります。食事をするとこの消化管で消化、吸収され、不要になった残りのカスが大腸で糞便となり、排泄されます。

大腸は、肛門から近い順に、直腸、S状結腸、下行結腸、横行結腸、上行結腸、盲腸に分類されています。潰瘍性大腸炎の発症は、おもに直腸とS状結腸からはじまり、病気が重症化してくると、大腸全体に炎症が広がります。これがもっとも重症とされる状態です。

症状は下痢や腹痛からはじまることが多く、ゼリー状の粘液と排便が混ざって排泄されるようになります。赤黒い粘血便（血の混ざった軟便）に、白っぽく濁った粘液が付き、しぶり腹といって、便が出そうで出ない状態が続くこともあります。大腸の粘膜が剥がれ落ち、ひどくなると透明な粘液だけが便の代わりに出たりします。

【重症度分類の診断基準】

	重症	中等症	軽症
1　排便回数	6回以上	重症、軽症の中間	4回以下
2　顕血便	＋＋＋	重症、軽症の中間	＋／－（マイナス）
3　発熱	37.5度以上	重症、軽症の中間	なし
4　頻脈	90/分以上	重症、軽症の中間	なし
5　貧血 Hb	10g/dl 以下	重症、軽症の中間	なし
6　赤沈	30mm/h 以上	重症、軽症の中間	正常

※重症は、1と2を満たし、3か4のいずれかを満たして、かつ6項目中4項目を満たす場合に診断されます。
※6項目すべてを満たす場合を軽症と呼びます。

1日に20回以上トイレに行くようなこともあり、栄養の吸収もうまくできなくなるため、体重が減ったり、発熱などの症状も併せ出ます。

潰瘍性大腸炎にかかる人の約半数は、症状が治まってよくなる時期（寛解）と、また病気がぶり返すこと（活動）を繰り返す、再燃寛解型です。症状の強弱はあるものの、発症してから6カ月以上、ずっと症状が続く場合は慢性持続型と呼ばれます。いきなり重症の症状が現れる場合もあります。これは急性激症型といい、中毒性巨大結腸症や穿孔《せんこう》などの症状を伴うものもあります。

また、初回発作型という、最初の発作だけ出たあとは、まったく症状が出ないケースもあります。

炎症は直腸からはじまり、S状結腸、下行結腸、横行結腸、上行結腸と、ひどくなるにつれ、口の方に向かって炎症が広がります。大腸は空洞側から粘膜層、粘膜下層、筋層、漿膜《しょうまく》から成り立っていますが、このうちの粘膜層、粘膜下層に炎症が生じ、重篤の場合は筋層にも潰瘍が及ぶことがあります。

炎症が大腸全体に及ぶことを全大腸型と呼びますが、これを長く患うと大腸ガンを併発しやすくなるといわれています。

●薬の副作用と外科手術

潰瘍性大腸炎の治療は、症状が悪化している活動期に行い、寛解に向けて症状を沈静化させる「寛解導入療法」と、炎症が落ち着いている寛解期をできるだけ伸ばすべく行う「寛解維持療法」の2つがあります。

一般的に、潰瘍性大腸炎と診断されると、軽症の場合は、内科的治療として薬の服用を行うことになります。

その際に使われる薬は、病気の程度によって使い分けられますが、免疫置換療法ひとつで治ってしまうことを考えると、すすめられないものばかりです。どれも使う前によく医師と相談して、最終的には自分で使用を判断してほしいと思っています。なぜすすめられないのか、それぞれよく使われる主な薬の作用と副作用を挙げておきましょう。

潰瘍性大腸炎の第一選択薬として用いられ、腸の患部に作用して炎症を抑えるのが、5－アミノサリチル酸製剤で、胃などの上部消化管では溶けず、大腸で溶けるように調整されています。副作用としては、下痢、腹痛、吐き気、発疹、頭痛などがあります。改良新薬のメサラジンは、さらに副作用が軽減されています。

中等症から重症になると、副腎皮質ステロイド剤を使用されます。ステロイド剤は、抗炎症効果と免疫抑制作用が非常に強く、アトピー性皮膚炎や関節リウマチなど、自己免疫疾患に広く使われている薬です。5－アミノサリチル酸製剤で改善しなかった場合にも使われますが、ステロイド剤を長期間服用していると、本来ステロイドホルモンを生成していた副腎機能が低下し、生成をやめてしまいます。

こうして効果がよく現れても、体内でステロイドが生成されなくなっているので、急にステロイド内服を中止することはできません。徐々に減量していくことになりますが、それでも体内のステロイドは不足するので、広範囲にわたる副作用が現れます。

主な副作用には、満月様顔貌（ムーンフェイス）、緑内障、白内障、骨粗しょう症、糖尿病、高血圧、動脈硬化などがあり、やむをえない場合でもできれば使用したくない薬です。

免疫抑制剤は、臓器移植後の拒絶反応を抑えたり、白血病の治療で用いられる薬です。臓器移植をすると、移植された他人の臓器を免疫システムが異物として認識し、排除、攻撃しようとする拒絶反応（免疫反応）が現れます。この働きを抑制、制御してしまうのが免疫抑制剤で、自己免疫疾患である潰瘍性大腸炎でも、同じく免疫反応を抑えるために用いられることがあります。

免疫抑制剤としては、アザチオプリン、タクロリムス、シクロスポリンなどが使われますが、アザチオプリンでは、骨髄抑制、肝機能障害、悪性腫瘍などが認められています。タクロリムスでは、腎毒性、心筋障害、神経毒性、高血糖などが発症する恐れがあり、シクロスポリンでは、腎障害、高血圧、多毛、肝障害などがみられ、どの薬も、ステロイド剤より重篤な副作用が出る可能性が高いということがわかっています。

最近では、白血球除去療法（ＬＣＡＰ療法）という、血液中から活性化した白血球を取り除く、透析のような治療を行っているところも出ています。この療法では、血液中の水分や栄養成分には影響を与えないとされていて、副作用も小さくてすむようです。

内科的治療でも改善しない場合、もしくは、日常生活を考えると手術を行った方がいいと判断された場合には、大腸を切除するという外科的治療をすすめられることがあります。

大腸の主な機能は、食べ物の残りカスを固めて便を作り、水分を吸収することですが、大腸がなくても生命の支障はないとされています。また、一部だけを切除しても、残った部分にまた潰瘍ができる場合が多いので、大腸を切除する手術を行う場合は、全摘する必要があります。全摘後は、人工肛門を作ったり、直腸の代わりに小腸で代用できるようにします。

●合併症とクローン病

潰瘍性大腸炎の症状だけでも生活するうえで不自由になり、とてもつらい思いをする病気ですが、しばしばほかの病気も合併してしまいます。

もっともよくみられるのは、大腸からの出血です。潰瘍性大腸炎になった人の約10パーセントの人で、出血による鉄欠乏性貧血がみられます。また、大量の出血により、腸に穴があく穿孔が起きたり、大腸内で感染が生じたりします。

大腸が細くなる狭窄《きょうさく》や、腸と腸、あるいは腸と膀胱・膣・皮膚などに穴がつながってしまう瘻孔《ろうこう》なども起こり、さらには、長期間の間に何度も活発化したり、深い潰瘍ができることによって、大腸が硬く線維化してしまう鉛管化も報告されています。

腸内の合併症にはほかに、中毒性巨大結腸症があります。巨大結腸とは、直腸の膨張を表す用語で、数日間で大腸が急激に膨張し、体からガスや便を出すことができなくなり、大腸が破裂する可能性がある、命にも関わる疾患です。

体に現れる症状としては、腹痛、膨満感、発熱、血性の下痢、痛みを伴う排便などがあります。中毒性巨大結腸と診断されると、だいたいの場合において手術が選択されます。入院を必要として、ショックを避けるために輸血も行われます。

ショックとは、体内の感染症から血圧が急に下がってしまう症状のことで、起こると命に関わります。

中毒性大腸炎は、とくに重症の合併症で、大腸の全腸壁で収縮運動が一時止まってしまう腸閉塞（イレウス）という状態を引き起こします。腸の内容物は前進しなくなり、お腹は膨らみます。ときには数時間で膨張してしまうこともあり、すぐに処置が必要となります。

潰瘍性大腸炎に長年かかっている人は、そうでない人と比べて、大腸ガンにかかる確率が高くなります。大腸ガンのリスクが高いのは、潰瘍性大腸炎が大腸全体に及んでいる場合と、発病してから8年以上続いている場合です。

長期疾病のときは、大腸内視鏡検査を1年か2年ごとに行うことをすすめられます。早期の発見であれば、普通の病院では切除することで再発を防ぎますが、僕のクリニックの場合、超高濃度ビタミンC点滴でガンを退治することを提案しています。

腸管以外の合併症には、全体の約10パーセントがかかる関節炎があり、これはステロイドの副作用とも関係があるようです。

皮膚症状としては、赤い斑点が下肢に出る結節性紅斑《こうはん》、皮膚が脱落して膿が溜まり、穴もあいてしまう壊疽性膿皮症があります。

眼にも影響が出ることがあり、黒目に炎症が出て最悪の場合は失明してしまう虹彩炎や結膜炎が報告されています。

また、口内炎、胆石、慢性気管支炎などさまざまな全身症状が現れます。この合併症は、活動期だけでなく、寛解期にも生じることがあります。

潰瘍性大腸炎と間違えやすい病気に、同じ炎症性腸疾患であるクローン病があります。活動期と寛解期を繰り返すことも共通していて、潰瘍性大腸炎と違うところは、消化管であれば、小腸や食道、胃、十二指腸など、どの部位にも炎症や潰瘍が起こりえるというところです。

しかし、症状は大変似ていて、特徴的なものは腹痛と下痢、さらに発熱、下血、腹部腫瘤、体重減少、貧血など、ほとんど潰瘍性大腸炎と同じといえます。さらに合併症も関節炎、虹彩炎、結節性紅斑など、共通するものは多いものの、日本人にはやや発症は少ない病気で、欧米は日本の5倍も多いというデータがあります。

治療法も、ステロイド剤の内服など似通っており、潰瘍性大腸炎だと思って治療をしていたら、途中でクローン病に気づいた例もあるそうです。

●確実に出ている治療の成果

僕のクリニックには、潰瘍性大腸炎の人が何人か来ています。少し前の事例では、ビタミンC点滴だけで潰瘍性大腸炎が改善した患者さんもいましたが、免疫置換療法をはじめてからは、ビタミンC点滴との併用か、免疫置換療法だけの治療を受けてもらっています。

ビタミンCには抗炎症作用があるので、それによって大腸の炎症が抑えられ、さらに免疫増強作用が働いたと考えられます。

新薬や新治療の研究も進めているようですが、従来から処方されているステロイドを使っている方たちは、顔が膨れるムーンフェイスという副作用が出ています。

専門医たちは、日々新しい治療法を発見しようとしていますが、現在のところ、完治させる治療は免疫置換療法以外に聞いたことがありません。

潰瘍性大腸炎の疑いで免疫置換療法をはじめて3カ月の20代の女性は、別の病院から僕のクリニックに来院しました。症状は明らかに潰瘍性大腸炎なのですが、検査では異常を認められず、治療をしてもらえなかったそうです。

下痢が止まらなくなってしまったのは1年ほど前ということで、詳しく話を聞いてみると、同じ時期に大きなストレスを受けていて、原因はこれだなとピンときました。

彼女はある大学に通っていたのですが、とくにやりたい学問ではなかったらしく、なんとなく入ってしまったそうです。そこで思い立って、いきなり医学部を受験すると決め、大学を辞めて受験勉強をはじめたのですが、おばあちゃんが入院、おじいちゃんが亡くなったりと、一気にいろいろなことが重なり、症状が出てしまったということです。

医学部受験のための猛勉強に加え、家庭内が落ち着かないストレスが、彼女にはよほど大きかったのでしょう。さっそく免疫置換療法をはじめてもらいましたが、ストレス要因は当分減らせそうにないので、治すのに時間がかかってしまいそうです。

ただ、ノイロトロピンを注射してから、ひどい下痢はとりあえず治まっているようなので、彼女の場合は、受験勉強のストレスと闘いつつ治療を続けていかなくてはならないでしょう。

舞台スタッフとして働いている男性も潰瘍性大腸炎で来院していました。彼は、タバコを吸っている人はそうでない人に比べて潰瘍性大腸炎になりにくいという話を聞いて、別に吸いたくもないのに、タバコを吸ってなんとか症状を抑えようとしていました。

舞台の仕事は、始まってしまうと忙しくなり、治療がストップしてしまいます。彼の場合は、来られるときにノイロトロピンを注射するという方法をとっていましたが、それでも調子がよくなったと喜んでいました。

「調子がよくなったおかげで、タバコを吸う必要がなくなった」といい、すっぱりやめたそうです。

4章

うつ・パニック障害が
ウソのように消えた

●心の病気にも絶糖が効く

絶糖でよくなる病気は、体の病気だけではありません。自閉症やアスペルガー症候群などの発達障害、心の病気といえるうつや統合失調症も改善することができます。

そもそも、僕の医師としてのキャリアは、精神科医からスタートしています。僕にとっては、本来精神領域の医療の方が専門といえるのです。

研修医を終えたあと、最初に勤務したのは、国立国際医療センターの精神科でした。

5年ほど経ったあと、今度は国立秩父《ちちぶ》学園（現在は国立障害者リハビリテーションセンター自立支援局秩父学園）で働くことになります。ここは、知的障害や発達障害児を受け入れる福祉型障害児入所施設ですが、入所した当時は明確な治療方針もなく、障害児への対処の仕方も体系化されていない状態でした。

しかし僕は、なぜかこの施設で働きたくなり、3年だけ勤めるつもりで勤務をはじめました。

勤めはじめたのはいいものの、障害児の大きな要因のひとつである発達障害のことをなにも知らなかった僕は、さっそく当時話題になっていた教育法であるティーチ・プログラム（Treatment and Education of Autistic and Related Communication-handicapped Children）を、ノースカロライナ大学のショプラー教授に学ぶため、研修を受けに行きました。

このティーチ・プログラムは、自閉症など、コミュニケーションに障害のある子どもと、その家族に対しての訓練プログラムで、薬を一切使わず、障害児本人のできること、やれることを伸ばし、自立した生活を営めるように支援するものです。

本人を変えるのではなく、周囲の家族や環境を変えるという発想に感銘を受け、何度も講習を受けました。そのなかで、海外の児童福祉施設の見学ツアーにも参加し、フランス、ベルギー、イギリスなどヨーロッパや、アメリカの施設を見てまわりました。

そこでは、子どもたちはゆったりと自立的に生活を楽しんでおり、僕が住みたいと思うぐらい豊かな環境でした。その一方、日本の障害児施設は欧米に数十年も遅れているということを痛感したものでした。

当時覚えているのは、特別支援学校に行っていた中学3年生ぐらいの男の子のことです。彼は、言語が理解できない重い発達障害でした。

毎晩大パニックを起こし、自分の手を噛《か》んで血を流して、それを見てまたパニックになって、ワーッと叫んでジャンプを続ける……という手のつけられない発作を起こしていました。電車には当然乗れず、お母さんが彼を車に乗せて移動していたのですが、後部座席でジャンプを繰り返していたので、スプリングがボキッと折れたというぐらい発作がひどい子でした。

以前かかっていた病院では、薬を10種類以上、どっさり出されていました。薬で鎮静化させようとしていたらしいのですが、症状があまりにも重かったのか、急に担当医が「私は自閉症の専門じゃないんで」といわれてしまい、行き場がなくなっていました。

当然普通の生活はできず、お母さんは一家心中とまで思い詰めたそうです。そこで、僕のところに受診にきたので、さっそくティーチ・プログラムを実践してもらうことにしました。

臨床心理士と組んで自宅まで行き、ティーチ・プログラムを理解して実践してもらえるように、お母さんに教材の説明をして、プログラムを実際の家庭の状況に合わせてアレンジして……。施設内の子どもには何人か実施して成果を挙げていましたが、外来の子どもに実施するのは初めてでした。

手探りでの実施でしたが、成果は驚くほど早く、確実に出ました。目を見張る改善ぶりに僕も驚いたものです。1年後には、てんかん発作の薬以外、薬の服用はゼロになりました。興奮してパニックになることもゼロになり、落ち着いた子に変貌したのです。

養護学校から帰ってくると、ひとりで洗濯機を回して、その間に教材で学習をして、その後、洗濯物を干しているとお母さんからおやつを出してもらって食べる。

これを誰にもなんにも言われずにひとりでこなせるようになり、そのうち、ガイドヘルパーさんと旅行に行き、乗馬療法にも行けるようになるほどに改善がみられるようになりました。

ただ、3年間みていたのですが、そのうち1回だけパニックを起こしたことがありました。誕生日の1週間前に彼のおばあちゃんが「ケーキを買ってお祝いに行くからねー」と彼に約束したときの話です。

彼の誕生日は2月で、誕生日の日に大雪が降ってしまい、交通機関が完全に麻痺してしまったのです。それで、おばあちゃんはケーキを取りに行けませんでした。そこで、ケーキがなくてもバレないように、お母さんが彼の大好きな唐揚げを山のように作って食べさせたら、ご機嫌になったそうです。すっかりケーキのことは忘れたと思って、「ああよかった」と安心した途端、彼はお箸をポロッと落とした……。

「うあああああ」と叫んで、腕を嚙み、あたりかまわずジャンプし続けたそうです。3年ぶりの発作でした。

この場合、お母さんが予定の変更をちゃんと教えて、「別の日にしようね」と言い聞かせるか、無理にでもケーキを買いに行き、予定を遂行しなくてはいけなかったんですね。

●自閉症児療育の専門家としての経験が教えてくれたこと

次々と自閉症の症状を改善していくことができるティーチ・プログラムの効果に自信を持ち、この経験をもとに、職員向けのセミナーを主催することにしました。最初は職員5人ほどの勉強会からはじまったのですが、話を聞きつけたほかの施設からもセミナー開催の依頼を受けるようになりました。

それまでの施設の上層部は、新しいプログラムを導入することに無関心でしたが、僕の考えに共鳴してくれる施設長に交代した途端、トップダウンでティーチ・プログラムを推し進めていくことになりました。

当時まだ研究の進んでいなかった自閉症児療育など児童本人へのケアはもちろん、保護者や施設指導員、保育士等のトレーニングをレクチャーし、サマーキャンプを実施しました。

講習を受けたいという希望者は増え続け、200人が入る大きな講堂と宿泊施設を造り、全国の職員向けの講習会、保護者向けの勉強会などを開催し、大忙しとなりました。

秩父学園の職員たちも知識と技術を身につけ、開かれた環境で仕事をするうちに意識が変わり、施設内は明るく開放的な雰囲気に変わっていました。

発達障害児向けの外来も初めて開きましたが、すぐに予約は1年待ちという状況になりました。どちらかというと閉鎖的だった学園は、たった3年で最高の施設に変わりました。働くのは3年のつもりでしたが、気がついたら11年もここで充実した仕事をさせてもらいました。

この後、自閉症児療育の専門家として、全国で講演していたとき、自閉症を題材にしたテレビドラマの監修も頼まれるようになりました。今もそうですが、当時は充実していた分、寝るヒマもないぐらいとても忙しい日々を過ごしていました。普通なら、こんなことは引き受けないかもしれません。

でも、ほかの人が躊躇《ちゅうちょ》してしまうようなことでも、僕はいいと思ったらすぐに実行してみます。その分、失敗も挫折《ざせつ》もたくさん経験しましたが、この性格が、ガンを治してしまうビタミンC点滴や絶糖、アトピー性皮膚炎や関節リウマチなどの自己免疫疾患を完治できる免疫置換療法の導入につながっているのかもしれません。

●自閉症スペクトラム障害とは

僕がこれまで専門にしてきた発達障害には、広汎性発達障害として自閉症、アスペルガー症候群などがあり、ほかに注意欠陥多動性障害（ＡＤＨＤ）、学習障害、チック障害などがあります。

広汎性発達障害の特徴は、社会性の発達、コミュニケーション能力に障害がみられ、なにかに対して強いこだわりがあり、感覚が過敏で、想像力に欠けるところがあります。重度の広汎性発達障害の場合は、知的障害も伴う場合があります。知的能力に障害がない広汎性発達障害は、高機能広汎性発達障害と呼びます。

女性より男性に多く、障害の発症は人によって濃淡があり、まったく同じタイプの人はいないといわれるのも特徴です。だいたいは子ども時代に診断がつく場合が多いですが、大人になって発覚する場合もあります。

広汎性発達障害の障害には、大きく分けて4つのタイプがあります。

自分以外に興味がなく、ほかの人が見えていないような行動をとるのが「**孤立群**」と呼ばれるタイプです。呼ばれても返事をすることはなく、すれ違ってもまったく反応がありません。無表情で、なにかを要求するときに、人の手を自分の手の代わりにするクレーン現象もあります。

自分からほかの人に関わっていくことはしないのですが、人との接触を嫌がることがないのが「**受動群**」です。もっとも問題行動が少ないタイプですが、いわれたことにはなんでも従ってしまい、自分が嫌だと思うことも受け入れるため、許容量を超えてパニックを起こしてしまうことがあります。

「**積極・奇異群**」のタイプは、ほかの人に積極的に関わろうとする積極性がありますが、自分の好きな話を一方的に話し続けたり、同じことを何度も繰り返して話し続けてしまいます。

成人期以降に症状が現れるのが「**形式張った大仰な群**」と呼ばれるタイプです。能力や言語レベルが高く、親にまで過度に礼儀正しく振る舞います。自分で決めた人付き合いのルールを必ず守り通すこだわりがあり、マニュアル的な対応をします。突然の状況の変化に応じることが苦手です。

共通する障害としては、冗談や皮肉を言葉そのままに受け取ってしまい、言葉の裏を読み取れない、相手の気持ちを推し量ることができず、言ってはいけないことも悪気なく言ってしまう、抑揚のない話し方をするなどコミュニケーション能力の障害がひとつ。

ほかに、ものすごい偏食があったり、特定のものに対して熱中しすぎてしまうことなどから、自分の行動パターンを一から決めていて、それが狂うとパニックになってしまうなど、強いこだわりをみせる障害もそのひとつです。

また、光や音や匂い、触られることを嫌ったりするなど鋭敏な感覚がみられ、逆に痛みを感じにくく、ケガをしても気づかないことがあったりと、感覚が鈍感な場合もあります。

この自閉症やアスペルガー症候群などの広汎性発達障害は、単独で発症しているものではなく、症状が重なっている場合が多くあります。

そこでアメリカ精神医学界では、２０１３年に診断基準を改定し、ＤＳＭ－Ⅴという基準を発表しました。そこで自閉症やアスペルガー症候群を含む広汎性発達障害は、自閉症スペクトラム障害と呼ばれており、現在では自閉症スペクトラムという診断名が採用されるようになっていますが、ここでは理解しやすいように、従来のまま自閉症、アスペルガー症候群に分けて説明していきます。

●アスペルガー症候群と診断されたら

僕は子どものころガキ大将で、まわりのみんなを仕切って遊ぶのが好きでしたが、友達と遊んでもなぜかひとりだけ浮いていていました。

子どものころはかなり偏食で、ご飯や甘いものが嫌いで、ケーキを初めて食べたのは大学に入ってからという具合。

研修医時代は、研修医たちは病院の食堂で日替わり定食を食べることが慣例化していたにもかかわらず、その言外のルールに気がつかず、ひとりだけカツカレーを食べていたという空気の読めない人間でした。今もかもしれませんが……(笑)。

社会人になってからも、ずっと子どものころからの「自分はほかの人と違っている」という違和感を抱き続けてきました。

このモヤモヤとした違和感がスッと晴れたのは、ノースカロライナ大学のティーチ・プログラムの研修を受けに行ってあることに気づけたからでした。

僕が昔から感じていた違和感は、間違いなくアスペルガー症候群特有のものだったのです。自分でそう気づけた途端、「もう無理することはしなくていい」と気が楽になったことを昨日のことのように覚えています。

僕の場合は、自分が専門機関にいたことで、自分の症状はどんなものか、どういう対処法をとればいいのかを実地で学ぶことができました。しかし、大人になってからアスペルガー症候群と診断された場合、まだまだ周囲の理解が広まっておらず、苦労することも多いと思います。

アスペルガー症候群の大きな特徴は、コミュニケーションがうまくできないということです。「コミュ障」「コミュ力」などの言葉が作り出されるほど、コミュニケーション力への関心がとくに高まっている現代社会では、アスペルガー症候群と診断されたら、周囲になるべく早く理解してもらうことが大切です。

家族、友人に知ってもらうことで、安心を得ることができます。さらに、だいたいの場合、アスペルガー症候群の傾向がある人は、周囲に「変な人」といわれたり、自分でも環境になじめない違和感を抱いていることが多く、診断を受けることで自分の言動の説明がつくようになり、心も安定します。

むしろ、自分がアスペルガー症候群だということに気づいていないと、職場などでコミュニケーションがうまくいかなかったり、大きなミスを繰り返したりして周囲から疎まれてしまい、ストレスを感じて体調を崩す人もいます。これによってうつや睡眠障害など、心因性の病気になって、いわゆる二次障害を引き起こしてしまう人も少なくありません。

アスペルガー症候群の人の場合、記憶力が高い場合が多く、受験なども得意という傾向がみられます。一説には、東京大学の学生の25パーセントは発達障害の疑いがあるという話もあり、実際に東大では発達障害を持つ学生への支援が手厚く、全学生に向けても対人関係の技術を身につけるセミナーを開催するなどしているそうです。

このように、アスペルガー症候群と診断されても、その人なりの特性を活かした職業を選ぶなど、支障なく社会生活を送ることは十分可能です。

まだまだ公的な支援制度は整っていませんが、アスペルガー症候群と診断されたり、うつや統合失調症などの二次障害になった場合は、「精神障害者保健福祉手帳（福祉手帳）」を発行してもらうことができ、障害に関係する医療費が支給される「自立支援医療制度」も、発達障害の人でも受けることができます。

最近では、都道府県に設置されたジョブコーチという支援事業も拡大しています。障害者が職場に適応し、周囲にも理解を促すなどのサポートを行っているので、チェックしておくのもいいでしょう。

●アスペルガー症候群の人が苦手とすること

アスペルガー症候群の人には、いくつかの苦手なことがあります。特に高機能アスペルガー症候群と診断され、社会に出て働いている人は、コミュニケーションなど、苦手な分野を周囲に気づいてもらえずに苦しんでいることも多いでしょう。

ここでは、周囲の人が気をつけてあげたいポイント、自分で知っておくべきアスペルガー症候群ならではの特性を挙げていきます。

1．代名詞がわからない

想像力を働かせることが苦手なため、「あれを取って」といわれても、あれがなんなのかを想像できません。また、名前を呼ばれないと、自分に話しかけているのかどうかもわかりません。

アスペルガー症候群の人が身近にいる場合、極力代名詞を避け、「鈴木さん、一番右にあるデスクの上から、ハサミを取ってきて」と、具体的に呼びかけをすることを心がけてほしいと思います。

本人の場合、呼びかけられているのは自分かもしれないということを頭に留めておき、冷たい反応にならないように、「今、僕に話しかけましたか？ なにを取ってくるんでしたっけ？」と穏やかに応じるようにしましょう。

2. 主語と述語がないと意味が取れない

1とも関連していますが、「調子はどう?」という、会話内での呼びかけに対し、理解できないことがあります。誰のなんの調子なのかわからず、「なんの調子ですか？」と聞き返してしまったりします。

相手はわかっていると思ってしゃべっていますから、「話の腰を折るヤツ」という印象を抱いてしまうことも。アスペルガー症候群の人は、とりとめのない会話、いわゆる雑談が苦手で、指示語のない話は想像力が働かず、ついていくことができません。

本人の場合、このような会話に関する特性は直すことが難しいとされているので、「〇〇と言われたら、□□と返す」とマニュアルを作り、覚え込んでいくことが大切です。

周囲の人は、話を聞いていると思った相手と会話が途切れてしまっても、その場の雰囲気を壊そうとしてやっているものではないことを理解してあげてほしいですね。

3. 相手の表情から気持ちを察することができない

コミュニケーションが苦手とされているアスペルガー症候群ですが、なかには会話がとても好きで、おしゃべり好きの人もいます。

ただ、それが仕事中であっても、相手が帰りたそうにしていても、おかまいなしにいつまでも、自分の興味のあることを話し続けてしまいます。これは、自分勝手なわけではなく、相手の表情や口調から感情を察することができないため、迷惑をかけていることが理解できないからです。

同年代の友達が少なく、大人とばかりしゃべりたがるアスペルガー症候群の子どもがいますが、これは、大人であれば子どもと話を合わせてくれるため、話しやすさを感じているからなのです。

本人の場合、相手の表情を読み取れるようになることはないため、自分のなかで、「仕事中の会話は10分間で切り上げる」などのルールを設けておく必要があります。

周囲の人は、会話がいつまでも続きそうになった場合、頭ごなしに「今仕事中でしょ！」と怒るのではなく、「もう雑談をしてから10分も経ってしまいました。君も私もそろそろ仕事に戻りましょう」と、状況を説明して相手の理解を得て話を終わらせてあげましょう。

4．同時に2つのことをこなせない

たとえば、アスペルガー症候群の人は、電話で会話しながらメモを取るということができない場合がよくあります。同時に2つ以上のことをこなすことができないので、団体スポーツなど、ルールが複雑で、他人とコミュニケーションをとりながら行うスポーツも苦手な場合が多いようです。

これは、体を動かしながら瞬時に判断して行動しなくてはならないということと、相手の動きを先読みすることも求められるからです。しかし、水泳やマラソンなど、ルールが単純で、ひとりでできるスポーツは得意だという人もいます。

本人の場合、職場などでは周囲にこの特性を伝え、電話などは代わってもらえるようにお願いをしておく、もしくは理解を得ておく、という伝達が必要となります。

周囲の人は、アスペルガー症候群の人が今なにをやっているのかを把握し、なにかに集中していたり、別の作業をしている場合は、お願いしたいことをメモに残すなどして、同時に2つ以上のことを処理させない工夫をしてあげましょう。

5．考えや行動をすぐに変えられない

臨機応変な行動や考え方が極端に苦手だということが多いアスペルガー症候群の人は、手順や行動に非常に強いこだわりを持つことがあります。

机の上の電話機の位置、ペン立ての位置をミリ単位で同じ場所に置くようにこだわったり、会社に行くまでの道順や時間、交通手段も変えることができず、電車が遅れても、別の交通機関を使うことができません。

しかも本人は、同じ電車を使っているだけであり、自分が遅刻したという自覚がないので、会社に連絡をしないで平然と遅れてくることもあります。ほかには、朝に起きる時間を必ず守り、土日や旅先でも同じようにしてしまうという行動もみられます。

このような融通性のないこだわりは、「いつも通りでないと不安」という感情と結びついており、少しでも予定が狂ったり、ルーティーンが乱されるとパニックになってしまうことがあります。

本人の場合、できることは限られていますが、電車が遅れたときなどの対応表を作っておき、自分のトラブルに備える必要があるでしょう。

周囲の人は、予定や手順が狂うと応用がきかないということを踏まえ、電車が遅れるようなときは、メールで迂回路《うかいろ》を具体的に案内してあげる、落ち着かせるなどの対処をあらかじめ職場内で話し合って決めておくなどの対策を講じると、トラブルを未然に防げます。

6. 音やにおいに過敏

アスペルガー症候群の人は、いきなり大きな声で話しかけられると、反抗的な態度をとってしまったり、パニックになってしまうことがあります。

ラジオやBGMの音が気になって、仕事に集中できない人や、大きな音のする工場に慣れることができず、心身を壊してしまう人もいます。

においにも敏感で、満員電車でのタバコくささや女性の香水、その他さまざまなにおいが混じり合った空間にいると気分を悪くしてしまう人がいます。

どちらも、感覚が鋭敏になりすぎている傾向があるアスペルガー症候群の象徴的な特徴です。

本人の場合、満員電車を避けて自転車通勤をする、時間差通勤をする、音が気になる場合は休憩時間にヘッドホンなどで好きな音楽を聴いてリラックスする時間を設けるなど、人に迷惑のかからない範囲で対応をしましょう。

周囲の人の場合、大きな声で話しかけることを避け、本人がなにに敏感に反応をしているかを聞き取り、場合によってはデスクを移動して、周囲が騒がしくない環境にするなど、対応できる範囲でのサポートをしてあげましょう。

●アスペルガーやうつにも絶糖が効く

これまでアスペルガー症候群の症状や周囲の対応を説明してきました。

アスペルガー症候群、自閉症、ＡＤＨＤなどの発達障害は、残念ながら脳の機能障害があるため、現在の医療で治すことはできないのですが、絶糖をすることで症状を緩和させることができます。

依存性物質である糖は食べると止まらなくなり、摂取量がどんどん増えていきます。摂取過多になった糖質は、体内の血糖値を一気に上げて、ホルモンバランスを崩してしまいます。ホルモンの急激な乱高下が起きると、興奮や緊張状態を司る交感神経が優位になり、イライラしたりキレやすくなるアドレナリンの分泌が多くなります。そのため、普通の人でも攻撃的になったり、怒りっぽくなりますが、発達障害の人の脳には脆弱《ぜいじゃく》性があり、物質の影響をさらに受けやすい傾向があります。薬の副作用が出やすかったり、糖質の悪影響を受けやすく、発達障害の症状を加速させてしまうことがあるのです。

作業所で興奮することが多く、暴力をふるってしまうことがあると相談にきた、知的障害を持つ自閉症の人に絶糖をすすめたことがあります。

その人は、絶糖をしてから落ち着きをみせ、行動が改善していきました。

うつ、パニック症候群などの精神疾患は、絶糖でかなり回復が見込めるので、希望が持てる人も多いのではないでしょうか。

うつは心の病気といわれますが、うつ発症の原因は脳にあります。脳からはさまざまな神経伝達物質である脳内ホルモンが分泌されて、僕たちの感情や行動を司ります。たとえば、気分を安定させて幸福感をもたらすセロトニン、脳を覚醒させ恐怖や驚きを生み出すノルアドレナリン、やる気を出し集中力を高めるドーパミンなどの脳内物質がバランスよく分泌されることで、精神状態は安定化されます。

しかし、糖はこの神経伝達物質の分泌を阻害し、乱してしまいます。セロトニンが足りなくなれば、不安感が募ってしょうがなくなり、ドーパミンが足りなければ憂鬱《ゆううつ》になったり、落ち込む原因となってしまう。

糖尿病患者にうつ病が多いというのは、糖の影響を多大に受けているからなのかもしれません。

ですが、うつはストレスなどの要因もかなり大きく影響するので、糖を抜くという治療だけではよくなることはありません。ストレスの原因を特定し、生活改善を図ることも同時にしていかなくてはなりません。

僕が精神科領域で絶糖をはじめて治療として行ったのは、精神科医として勤務してい病院に強制入院してきた統合失調症の42歳の女性でした。

幻覚妄想や関係妄想があり、錯乱状態になることもしばしばありました。彼女の入院中に、

「絶糖をすれば薬がいらなくなるかもしれない」と話をすると、「退院したらやりたい」と乗り気になり、僕は絶糖のときに食べられるもの、食べてはいけないものなどを教えておいたのです。

実際に、退院してから彼女は1日5グラム以下の絶糖を実行し、2カ月をかけて薬をゼロにまでしました。もちろん妄想、不穏は一切出ることがなくなり、保育士の資格を取って、英検1級の1次試験まで受かってしまいました。

「第二の人生です」と彼女も喜んでいたのですが、ある日、彼女から「桑田《くわた》佳祐《けいすけ》のあの曲は私が作詞した」という長文メールがきました。あわてて電話をすると、自分でもなにか変だというので、外来できてもらったら、理由は意外なことでした。

彼女はその日、お兄さんと焼き肉屋に行ったのですが、ちゃんと塩味の焼き肉だけを食べていたといいます。でもよく思い出してもらうと、そのあと、ユッケを食べたというのです。そのユッケのタレに入っていた、少量の砂糖が原因だと特定することはできましたが……。

彼女はそこから糖の中毒性に引きずられ、糖を摂取することをやめられなくなってしまったようです。心配しているうちに、彼女のお父さんから、「ほかのところに強制入院してしまいました」と電話がきました。

そのとき、糖はここまで劇的に、速効で心身に影響を及ぼしてしまうことを知りました。なぜなら、食べたその日に妄想がはじまったのですから……。

●アスペルガー症候群の人は社会的成功をおさめられる

パニック障害は、うつ病とともにかかる人が比較的多い不安障害のひとつです。胸がドキドキして息ができなくなり、このまま死ぬのではないか、という強い不安が突然訪れるのがパニック障害です。

思いがけないことが起きたときに一時的にパニック状態になるのではなく、特になんの原因もなく、体調も悪くないのに急に激しい動悸と不安感が訪れ、10分以内に症状はピークに達し、その後1時間以内には治まってしまいます。

一度、この状態を経験したあと、「また同じ場所で起こるかもしれない」と不安に苛まれてしまうのが**予期不安**と呼ばれる状態です。この恐怖が強いと、広場恐怖症といい、パニックが起きた場所に行けなくなったり、逃げ場のない場所でパニックになることを恐れ、公園や人混み、電車、エスカレーター、スーパーなどに出向くことができなくなってしまい、引きこもることもあります。

パニック発作のみを繰り返す人や、予期不安を伴う人、予期不安と広場恐怖を伴う人、重い病気ではないかと気に病む人など、人によってさまざまな症状が現れるのが特徴です。

発症の原因はまだよくわかっていませんが、糖やＧＩ（グリセミック・インデックス）値が高い食品が発症のメカニズムに関わっている、と僕は考えています（ＧＩ値とは、食品が体内で糖に変わり、血糖値が上昇するスピードを計った値）。

食事で血糖値が上がると、血糖値を下げるインスリンが分泌されて正常値に戻しますが、血糖を上げやすい高ＧＩ値の食品を摂ると、急激に血糖値を上げてしまい、下げるスピードもまた速くしてしまいます。

高ＧＩ値の食品は、果物、砂糖、白米、小麦粉などと、まさに糖がたっぷりと入った食品ばかりです。

急激に上がった血糖値が、その勢いで下がると、低血糖症になりやすく、動悸やめまいなどの症状が出ることがあります。パニック障害とも症状が似ており、これがパニック障害の発症を促していると考えられるのです。

絶糖をすれば、自然と高ＧＩ値の食べ物は避けられます。僕の患者さんでも、パニック障害を持つ人がいましたが、絶糖をはじめて2カ月が経ったら発作がほとんどなくなり、アルバイトを始められるまでに回復しました。

発達障害やうつなどの精神疾患でも、絶糖で症状を緩和することは可能です。そうなれば、高機能アスペルガー症候群などの発達障害であれば、「ちょっと変わった人」「個性の強い人」として、社会に出て活躍することは十分考えられます。

むしろ、記憶領域に優れているなどの偏った能力の高い部分を利用して、社会的成功をおさめる確率も高くなると僕は期待しています。

5章

難病を根治するスーパーメソッド

～絶糖は万病を遠ざける

これまで僕はさまざまな新しい治療法、代替医療にチャレンジしてきました。世間でもよく知られていないうちから取り入れたものも多く、ときには詳しい検証もせずに週刊誌などで批判されたりもしました。

しかし、僕のクリニックを訪れる患者さんは、そんなことを気にすることもなく、来院する人は増えこそすれ減ることがありません。

どんな病気も改善する力のある絶糖療法。ガンさえ治してしまう高濃度ビタミンC点滴療法。そして、現代の医療では治らないとされていたアトピー性皮膚炎、関節リウマチ、潰瘍性大腸炎など自己免疫疾患を完治させる免疫置換療法。どれも僕のクリニックで受けられる最新の治療です。

このほかに、健康を支える運動の仕方、運動消化力の鍛え方、漢方やサプリメントを効果的に取り入れるといった、病気を未然に防ぎ、快適に楽しく生きるためのメソッドを紹介していきましょう。

絶糖は万病を遠ざける

●カロリーダイエットの落とし穴

絶糖については、既刊の書籍でも本書でも、その絶大な効果を述べてきました。また、糖が体にどれだけ悪影響を及ぼすかについては前章でも触れたので、ここでは絶糖のテクニックについて説明します。

まず、糖質制限と絶糖の違いについてですが、糖質制限は「糖を少量ずつ減らしていく」というもので、普段よほど大量に糖を摂っていない限り、急激な変化が現れることは少ないといえます。

絶糖は、「糖を一気に抜く」という方法なので、むしろ中途半端に炭水化物を摂る方法より楽だといえます。糖尿病でも3日続ければ血糖値は正常値に戻ることが多く、糖の摂取量を1日5グラムに抑えるという厳しい絶糖であれば、3日間で統合失調症の症状がうそのように治まった例もみてきました。

絶糖でダイエットをしようとしている人によく質問されるのが、絶糖ダイエットとカロリーダイエットはどう違うかということです。

これまでダイエットといえば、カロリーを制限するものか、単品だけを食べるダイエットなどが主流でした。

リンゴダイエットなどの単品ダイエットの医学的根拠のなさ、危険性については、すでにみなさんもよくご存じでしょう。では、カロリーダイエットはどうでしょうか。

カロリーダイエットは、消費カロリーより摂取カロリーを抑えるという考え方でこれまで行われてきました。消費カロリーを高めるために運動をして、摂取カロリーを減らすために、カロリーの高い脂質やタンパク質を避け、カロリーが低い炭水化物や野菜、果物を摂ることが基本でした。

カロリーだけを指標にすると、糖質の摂取量ばかりが増えて体脂肪が増え、生体維持に必須のタンパク質と脂質は高カロリーだと避けられるので、不足することになります。

さらに、なるべくカロリーを減らしたいために、食べる量を減らしてしまいがちになります。すると、体内は飢餓状態に陥り、筋肉を分解してエネルギーを補おうとします。筋肉には体温調節や心臓を動かす最低限のエネルギー消費である基礎代謝を上げる働きがあり、この筋肉が少なくなれば、基礎代謝も低下し、消費カロリーも減ります。

この基礎代謝が鈍った体でダイエットをやめてこれまで通りの食事をすれば、カロリーはろくに消費されず、体脂肪ばかりを増やすことになります。これが、いわゆるリバウンドです。

●三大栄養素にまどわされない！

絶糖生活では、カロリーの量は関係なく、糖（炭水化物）を減らせばいいことがわかりました。

では、食品を購入するときなど、糖の摂取を減らすために気をつけたいことはなんでしょうか。

まず、コンビニなどで食品を買うときには、必ず裏側に記載してある「栄養成分表示」をみるクセをつけることです。栄養成分表示には例外もありますが、エネルギー、タンパク質、脂質、炭水化物（糖質）、食物繊維、ナトリウム（食塩相当量）の順に含有量が書かれています。

そこでみるべきは、炭水化物（糖質）の量です。糖質で示されている場合は、そのままの数字をみればいいのですが、炭水化物は、糖質と食物繊維の合計値なので、食物繊維の値を引いた値が糖質量ということになります。

同じ種類の商品がたくさんあるときは、栄養成分をみくらべて、なるべく添加物が少なく、糖質が低い商品が絶糖向きといえます。

しかし、ここで気をつけたいのが、**カロリーカットの製品は、糖質が高いことがある**という点です。例えば、カロリーハーフと謳《うた》われているマヨネーズ商品は、大さじ1杯の糖質量が0・3グラムですが、同じメーカーの通常のマヨネーズは、大さじ1杯の糖質量が0・1グラムと、少ないのです。

これは、脂質を減らすために油分をカットしたせいでコクなどが足りず、薄い味を補うために糖や塩分で補っているためなのです。カロリーハーフのマヨネーズはたしかに、食塩相当量が通常の約0・1グラムに比べて0・4グラムと多めになっていました。

こうして、なるべく食事から糖を減らすことと同時に、絶糖中は生きるために必要なエネルギーを糖質以外から摂取しなくてはいけませんが、では、何をどのくらいの量で摂取すればいいのでしょうか。

一般的に、三大栄養素（炭水化物、脂質、タンパク質）が大事だと言われているわけですが、ここで栄養学的な基準を見てみましょう。「日本人の食事摂取基準」（2015年、厚生労働省）によると、で日本人が1日に必要とされるタンパク質は、成人の場合、男性50〜60グラム、女性40〜50グラム程度、脂質では、1日に必要なエネルギーの20〜30％、炭水化物（糖質）は50〜65％とされています。

炭水化物を除くとなると、肉や魚、卵など、大量に食べなければならないような錯覚に陥りそうですが、そんなことはありません。

糖質以外から必要なエネルギーと栄養素を摂取するにはきちんとした知識が欠かせません。絶糖の食生活については、拙著『「断糖」のすすめ』（2014年、ワニブックス）でレシピも含めて詳細に触れています。ぜひ参考にしてみてください。

スーパー治療薬・超高濃度ビタミンCはなぜ効くのか

●抗ガン剤の副作用を抑える働きも

超高濃度ビタミンC点滴は、血中のビタミンC濃度を上げるだけの治療法です。人間はビタミンCを体内で作ることができませんが、血中に通常5・5〜16・8㎖の濃度でビタミンCが存在します。

この濃度を一気に上げるのがビタミンC点滴で、ビタミンCはガンに効くだけでなく、コラーゲンの生成、抗ストレスホルモンの分泌を促し、免疫力を強化し、体内の酸化を防止するなど、体内のさまざまな箇所で働く、僕たちの体に必要不可欠な栄養素です。

コラーゲンは細胞と細胞をつなぐ接着剤の働きをし、肌のハリを保ちます。このコラーゲンの生成に不可欠なのがビタミンCです。

また、ストレスの多い現代では、抗ストレスホルモンを作るために副腎が酷使されています。この副腎では、ホルモンを生成する過程で大量の活性酸素を生み出してしまいます。この活性酸素によるダメージを軽減するためにも、大量のビタミンCを必要としています。

僕たちの体を守ってくれる免疫システムを維持するためにも、ビタミンCは必要です。なぜなら、免疫細胞がウイルスなどを排除するときにも活性酸素が発生してしまうからです。

そして、過剰に発生すると細胞を酸化させ、傷つけてしまうのが活性酸素です。老化やガンの原因ともいわれ、動脈硬化や脳梗塞とも関連があります。**ビタミンCは抗酸化作用が高く、活性酸素を抑え込んでくれます。**

しかし、なんといっても素晴らしいのは、**ビタミンC点滴と絶糖を組み合わせることで、ガン治療に大きな効果を発揮する**ということではないでしょうか。

精神科医だった僕がガンの治療に踏み出したのは、両親が立て続けにガンで亡くなったことがきっかけです。僕自身がガン患者の家族となったことで、ガンに対する絶望感や副作用の強い抗ガン剤を選択せざるを得ない諦観《ていかん》をいやというほど味わいました。

「ガン治療は一切するな」という話をする医師もいるようですが、数年前とは比べものにならないほど、抗ガン剤は日々進化しています。

ビタミンC点滴には、抗ガン剤の副作用を抑える働きがあることがわかっているので、抗ガン剤との併用で、ガンを消しつつ副作用も抑えるというダブルの効果を発揮することができるのです。

●ビタミンC点滴療法、受難の歴史

ビタミンCとガンの関係性は、ドイツ人医師アッペルバウムが１９３７年に「ガン患者の血清ビタミンC濃度がゼロに近い」と発表したことが始まりでした。

その後、１９７６年に、アメリカのノーベル賞受賞者ポーリング博士とスコットランドのキャメロン博士との共同研究により、より明確に関連が指摘されることになりました。

これは、一般治療をした１０００人のガン患者と比べて、ビタミンCを点滴と経口で投与した患者群は、生存率が４・２倍だったという実験結果で、実に40年前からビタミンCとガンの関係は示唆されていたのです。

しかし、１９７９年と１９８５年の二度にわたって、アメリカ医学界の権威であるメイヨー・クリニックがビタミンCのガンの有効性は認められないとする反証を発表し、アメリカ医学界はそれに従ってしまいました。

このメイヨー・クリニックの実験では、ビタミンCを経口だけで投与している不備がありましたが、権威の前にポーリング博士の反論はかき消されました。

それから20数年後の２００５年に発表された論文は衝撃的でした。「アスコルビン酸（ビタミンC）は選択的にガン細胞を殺す」という論文が『アメリカ科学アカデミー紀要』に掲載されたのです。その研究では、試験管内に人間の血液と同環境をつくり、ガン細胞９種類と正常細胞を入れ、ビタミンCを高濃度にして投入したのです。結果、ガン細胞は５種類の半数が死滅し、一方、正常細胞は、さらに５倍の濃度にしたビタミンCでもまったくダメージを受けなかったことが証明されました。

そこからビタミンCの研究は急激に進み、アメリカ、カナダ、韓国などに高濃度ビタミンC点滴療法が浸透していきました。しかし、日本では、ビタミンC点滴療法を行っているクリニックは全国で４００程度です。

さらに、日本ではひとつの病院で保険適用の治療と適用外の治療を受ける混合治療が禁止されています。つまり、ガンを治療している病院でビタミンC点滴を導入することができないのです。

アメリカでもビタミンC点滴には保険が適用されません。ビタミンCに対する風当たりが強いのは、日米ともにみられる傾向です。これには、「ビタミンCは抗ガン剤より治療効果が高く、副作用もないことから、抗ガン剤メーカーが圧力をかけている」という話や、「ビタミンC点滴は特許が切れていて、販売をしても製薬会社には儲けにならないことから、積極的に売ろうとしていない」という話もあります。

どちらにしても、ビタミンC点滴療法は、着実に日本でも浸透しつつあります。ガン治療の一選択肢として、今後ますます増えてほしいと願っています。

免疫置換療法で免疫力を劇的に高める

●免疫力を整えるには自律神経のバランスが大切

1章でご紹介した免疫置換療法は、これまで治らないとされてきたアトピー性皮膚炎をはじめ、膠原病のひとつである関節リウマチ、血管炎、1型糖尿病、潰瘍性大腸炎などの自己免疫疾患を完治させる治療法です。

僕のクリニックでは、はじめてからまだほんの数年という状況なので症例が少ないですが、「抗体置換法」と名付けて治療を行っている岡崎公彦医師は、すでに645症例の治療を行ったと著書で触れています。

そのなかで岡崎医師は、治療を途中でやめた人を除くと100パーセントに近い治癒率であるという、実例に基づいた症例報告を行っており、現在も精力的に治療を行っているようです。僕のクリニックでも、継続して免疫置換療法を受けているアトピー性皮膚炎の人の肌がみるみる改善し、かゆみも治まっているなど、完治まではいかないまでも、めざましい効果を挙げています。

1章でも触れましたが、自己免疫疾患とは、白血球の働きにより、外部から体内に侵入した危険な異物や悪性腫瘍であるガンを攻撃・消滅させるという免疫システムが、なんらかの理由で正常に機能しなくなり、自己の組織を攻撃してしまうという病気です。

症状は、障害を受けた部位によってさまざまです。血管、皮膚など特定の組織が全身で冒されることもあれば、特定の臓器だけが標的になる場合もあり、心臓、脳、肺、腎臓など、ほとんどすべての臓器が損傷される可能性があります。損傷箇所の炎症と組織の損傷からはじまり、ときには死亡につながる重症を伴うことも少なくありません。

この免疫システムが誤作動しないようにするには、普段から免疫のバランスを整えることが重要です。それには、免疫と密接な関係にある自律神経の、交感神経と副交感神経のバランスを、どちらかが極端に優位にならないようにすることを心がけてみましょう。

交感神経が優位な状態だと、興奮や緊張があり、ストレスフル、イライラする、肩こりや腰痛が出る、高血圧気味、動悸がある、胃痛や胸焼けがある、便秘、寝付きが悪くて痩せている、辛いものを好むという特徴が現れます。

副交感神経が優位な状態では、気分は落ち込み気味になり、うつになる、弛緩したリラックス感があり、筋疲労やだるさを覚え、低血圧気味で寝起きが悪く、アレルギーがあり、風邪をひきやすい、太りやすい、下痢気味、そして甘いものを好むという特徴が現れます。

例えば、交感神経が優位な人は、緊張や興奮状態が続いているので、リラックスできる時間をとるようにします。副交感神経に傾いている人は、運動不足だったり、なにかに真剣に打ち込むなどの時間が少ないのかもしれません。自分の状態を思い浮かべてみて、自分の自律神経がどちらか極端に傾いているようなら、バランスをとるように調整していきましょう。

●免疫力を高めるには

そして、免疫システムをよい状態で維持するには日頃から免疫力を高めることも重要です。まずは、ストレスを溜める働き方をしている人は、免疫力を下げている可能性があります。ストレスを感じるだけで、体内の異物を排除する役割を持つＮＫ（ナチュラルキラー）細胞の活性は低下します。そのため、ガンの発生率も上がってしまうなど、健康を損なうことになりかねません。忙しいといって十分な休養を取らずにいる人は、きちんと適切な休養を取り、趣味やスポーツ、家族や友人との付き合いなどでストレスを軽減する環境をつくりましょう。

快適な睡眠を取ることも、免疫力を高める大事な要素のひとつです。連続した睡眠を6時間以上取ることが快眠の条件ですが、たとえ眠れなくても、横になって体を休めているだけで免疫力は回復するといわれています。睡眠の乱れによって、ＮＫ細胞の活性は低下し、異物を取り込む貧食細胞の好中球もまた、活性が低下することがわかっています。

体温を下げないようにすることは、免疫力のみならず、すべての細胞や臓器の働きにおいて必要なことです。平均体温が1度下がると免疫力は約37パーセントも下がり、1度上がると約60%活性化するといわれます。体温が低いと、全身の代謝機能が鈍り、栄養素や老廃物を運ぶ血行も悪くなります。ガン細胞は体温が35度台になると増殖します。体を冷やさないようにすることは、健康の基本中の基本です。

喫煙と飲酒も、免疫力を下げる原因となります。タバコの煙は直接肺に吸入されるため、肺の免疫細胞や肺組織にダメージを与えます。できればタバコは吸わない方がいいでしょう。アルコールは、肝臓で分解されるときにアセトアルデヒドという物質に変化しますが、このアセトアルデヒドが染色体や遺伝子を傷つけることが明らかになっています。遺伝子が傷つくということは、その細胞がガン化する可能性が高いということです。血中のアルコール濃度が高くなると、NK細胞の活性が大幅に下がることもわかっています。

免疫力を高めるために日頃から行いたいのは、笑っている時間を長くすることと、適度な運動です。笑うことで、免疫機能活性化ホルモンの分泌を促すことが明らかになっており、楽しくなくても笑顔をつくるだけでも、自律神経や脳に好ましい刺激を与えます。ウォーキングやジョギングなどの有酸素運動を習慣にしている人は、そうでない人にくらべてNK細胞の働きが活発です。継続することで、常に免疫力を高くしておくことができるのです。

最近の研究では、免疫細胞の約6割は腸に存在するということがわかっています。腸内細菌を健康に保つことが、免疫力を上げることにつながるとして、注目が集まっています。

適度な運動なくして病気は治らない

●有酸素運動が体にいい理由

絶糖をしているだけでも、体脂肪は着実に減っていきます。なんらかの病気にかかっていた人は、症状が改善していく実感を得られているかもしれません。それに加えて、より健康に自分の体を維持するためには、ケガをしないためのストレッチ、ジョギングとウォーキングを組み合わせた有酸素運動と、自分に合った筋トレを効率的に取り入れることが必要となってきます。

今の姿形とほぼ変わらない体型の人類の化石は、現在のところ370万年前のものが最古といわれています。その頃から人類は、敵や自然環境から身を守るため、食料を獲得するために、常に激しく体を動かしていたと考えられます。つまり、体を動かしていなくてはならないように設計されているはずなのです。

しかし、現代はほとんど体を動かさない生活が普通になっています。ちょっとした距離でも、エスカレーターやエレベーターを使っていますよね。例えば、僕が行っているアスレチックジムは3階にわたってフロアがあるのですが、運動しにきているというのに、いちいちエレベーターで移動している人が実に多い。

370万年前から体の構造がほとんど変わっていないということは、本来、人間は体を動かすことが普通の状態であるはずなのです。あまりにも体を動かさない現代の生活では、使わないと錆て壊れてしまう機械のように、体の機能が錆ついて鈍くなり、さまざまな病気が発生することにもつながりかねません。

ただし、運動というと、「苦しくなるまで自分を追い込み、玉の汗をかきながらするものだ」という勘違いをしている人がたくさんいますが、これは、いたずらにブドウ糖燃焼を招いているだけで、健康を維持する運動ではありません。

どんなに運動が苦手でも、健康であれば走れない人はいないと思います。運動が苦手、走るのがめんどくさいという人は、この勘違いをしている人が多いようです。

適切な有酸素運動であれば、うっすら汗をかく程度で、心地よい満足感が得られます。ジョギングなどの全身運動は、脳内からβ－エンドルフィンの分泌を促します。これは快楽物質といわれ、幸福感を呼び、気持ちを落ち着けてくれる効果があります。長時間のジョギングでランナーズハイと呼ばれる恍惚《こうこつ》状態になるのは、このβ－エンドルフィンが分泌されるためです。

しかし、β－エンドルフィンは、炭水化物などの糖を摂ることでも分泌されてしまいます。それが過食や中毒症状を生み出してしまうわけですが、**適度な運動でβ―エンドルフィンを得ておくと、糖を摂りたい欲求が薄まり、さらに運動によって睡眠の質も上がるなど、いいことだらけの効果が得られるのです。**

●どうせするなら効率のいい運動を

脂肪を燃焼させ、太りにくく病気を遠ざける体質になれる有酸素運動は、お金もかからずに手軽にできる、ジョギングとウォーキングを組み合わせたものがおすすめです。

膝に痛みがある人などは、プールでの水中ウォーキングでもかまいません。

正しい有酸素運動のポイントは、心拍数です。「最大心拍数＝２２０－自分の年齢」で、最大心拍数を把握し、健康増進レベルであれば最大心拍数の6～7割で走る。体力アップや病気予防・治療のためであれば7～8割の心拍数で走ることを目安としてください。例えば40歳の女性であれば、最大心拍数は１８０なので、健康増進であれば心拍数１０８～１２６の間で走り、体力アップであれば心拍数１２６～１４４の間で走ることを心がけます。

最近では、スマホと連動したウェアラブル心拍計などさまざまな商品があるので、それらを活用するのもいいでしょう。

一番効率のいい走り方は次の通りです。

ウォーミングアップとして、まず10分間ウォーキングします。それから20分以上、うっすらと汗をかいて息が切れないぐらい、体力の半分程度でジョギングをします。そして最後の10分間、ゆっくりと歩いてクールダウンを図ります。

この運動を行うと、最初の10分ウォーキングでブドウ糖を減らし、次の20分以上のジョギングで体脂肪が燃焼され、最後のウォーキングで疲労物質の乳酸を排出することができます。

有酸素運動では、体脂肪を効率的に燃焼させることができます。加えて、筋トレを行うことで筋肉量を増やし、さらに病気予防効果や治療効果が高まります。

筋肉は、人間の最大の熱発生装置です。体温を高く保つことは、ガン発生のリスクを下げ、免疫力を高めることにもつながります。

基礎代謝のうち、約40パーセントは筋肉で消費されています。筋肉量が増えると、基礎代謝を上げることにもなり、体脂肪の燃える量もそれに比例して多くなります。つまり、さらに太りにくく健康な体をつくることができるのです。

筋トレは、できれば週2回ほど、筋肉痛が起きるまで行うのがいいでしょう。人間で一番大きな筋肉は太ももにある大腿四頭筋です。スクワットなどでこの大きな筋肉を鍛えるのが基礎代謝を上げるのには手っ取り早いですが、腹筋や腕立て伏せなど、簡単にできる筋トレでもちゃんと効果があります。

運動することで、さまざまな恩恵を得られますが、ひとつデメリットを挙げるとすれば、やりすぎは禁物です。ついジョギングを長くやりすぎたり、激しく筋トレをすると、体内に活性酸素が大量に生じてしまい、老化が進みます。適度に無理のない範囲で運動することが体には一番いいのです。

消化力を鍛えれば病気にかかりにくくなる

●なにが消化力を低下させているのか

「消化力」と聞くと、胃腸の消化だけを考えてしまいがちですが、僕のクリニックで代替医療の柱のひとつにしているアーユルヴェーダの考えでは、消化、吸収、代謝までを含めた一連の流れが消化力となります。

だから、消化力が落ちているということは、胃腸の消化活動が鈍ることだけを指すのではなく、細胞が栄養素を取り込む機能も低下し、免疫活動や新陳代謝の働きも落ちている状態をいいます。

消化力が落ちている状態では、消化に時間のかかる肉や魚をメインとする絶糖療法も、逆に体に負担をかけることになってしまいます。

体に有用な絶糖も、消化力が高くなければ試すこともできないということです。

しかし、最近の人は、食べること、食に関する情報には敏感ですが、消化することに関心をもつことはほとんどありません。テレビやメディアなどでも、グルメ情報は数多くありますが、消化まで扱うものはないに等しいのです。

消化することは、食べることよりも重要視されなくてはいけないと僕は思っています。いくら絶糖をして、体にいいものを食べたとしても、きちんと消化、吸収、代謝できなければ、その食事は、消化管をただ通過するだけか毒素を生んでしまいます。

忙しい生活でリラックスするヒマもない、仕事がうまくいかずストレスばかりが溜まるというような場合は、心の消化力が弱っているといえます。この状態を続ければ、うつ症状も出かねません。

うつの人が、体が芯から冷えていることが多いのは、消化力の低下で代謝が下がり、全身を巡って体温を保つはずの血液が体の隅々まで行き届いていないことが原因と考えられます。気分がふさぎがちになり、他人とのコミュニケーションがうまくいかなくなっているのは、情報の消化力も落ちていることを示します。

アーユルヴェーダにおける消化力の概念には、形のないものでも、体に取り込まれるものすべてが含まれます。つまり、ニュースや目に入る映像などの情報も、食べ物と同じく、よく選んで消化しないと、精神活動が鈍ってしまうと教えます。

人の悪口を聞くことも言うことも、潜在意識に悪い影響を与え、情報の消化力の低下を招いてしまいます。そのような場はなるべく避けるか、出くわしたとしてもサラリと流すようにして、会話に加わらない方がいいでしょう。

●消化力を上げる究極の食べ方

では実際に、消化力を高めるにはどのような食べ方をすればいいでしょうか。気をつけるポイントは3つです。

1．睡眠の3時間前は食事をしない
2．食事は空きっ腹で食べるようにし、間食をしない
3．白湯を飲む

人間は、1日のうちに使うエネルギー中の約40パーセントを、食べ物の消化活動に充てているという話があります。

消化にかかる時間は、基本的に胃で3～5時間、小腸で5～8時間、排泄まで約40時間かかるといわれています。

食べ物によっても胃の消化時間が異なり、果物は約40分、葉物野菜は30分、根菜などは約1時間、炭水化物は2～3時間、脂肪のない肉や魚は約2～3時間で、脂肪は消化に約12時間かかります。ただし、この消化時間は体調や個人差が大きいうえに、単独で食べた場合の数字です。野菜と肉を一緒に食べれば消化時間は長くなりますし、一度にたくさん食べることでも消化時間は長くなります。

脂肪のついた肉を食べて胃がもたれるのは、この消化時間の長さによるものです。とくに、絶糖では肉や魚でタンパク質を摂ることが多くなるので、食事は睡眠の3時間以上前にすませ、寝ている間に消化活動を行わせないようにすることが、消化力を高める食べ方だといえます。

そして、間食をせず、空きっ腹で三度の食事を摂ることが理想です。空きっ腹とは、胃の内容物が消化された状態を指します。たとえば12時に昼食を食べ、胃の消化活動が途中のまま3時に間食をすると、そこから消化がやり直しになってしまいます。すると、途中まで消化したものは胃のなかにずっと滞留し、腐って毒素を出します。アーユルヴェーダでは「食の上の食はしない」と教えていますが、まさにその通りなのです。

食事の前に白湯《さゆ》を飲むのは、消化力アップにとても効果的です。白湯は直接胃などの内臓を温めてくれるので代謝がよくなり、消化機能が促進されるからです。水分の効果的な補給にも白湯は最適ですが、カフェインが入っている緑茶やコーヒーで代用することはできません。なぜなら、カフェインには利尿作用があり、水分は尿で出て行ってしまうので、水分補給の代わりにはならないのです。

消化力が弱っているときは、アーユルヴェーダでもいわれる消化のしやすい「軽いもの」を食べるようにしてみましょう。アーユルヴェーダでは、時間をかけずにサッと作ったもの、できたてのものが軽いとされます。逆に数日煮込んだカレーや作りおきの惣菜、冷凍食品などは「重い」ので、消化に悪いとされています。

ただし、アーユルヴェーダの考えは、絶糖とは異なることも多いので、自分の考えに合うものを選択して取り入れることをおすすめします。

西洋医学の限界とアーユルヴェーダ・漢方という希望

●西洋医学は対処療法

僕は今、代替医療のクリニックで院長をしていますが、代替医療だけを頑《かたく》なにすすめているわけではありません。患者さんのためにいいと思えば、西洋医学も取り入れていますし、とにかく治すための治療をしたいと心がけています。

代替医療を扱う医師にアンチ西洋医学の人が多く、西洋医学の医師のなかには、代替医療に反感を持つ人がいるのは悲しいことです。

実際に、ガンを治すために、他の病院に通院している患者さんが、「ビタミンC点滴のことを話したら、主治医に止められた」と話すことも多くあります。本来であれば、主治医と僕とで患者さんのデータを共有し、抗ガン剤の量を調整してもらったり、薬の記録を共有するほうが、患者さんにとって一番いいことなのではと思います。

そういう医師たちは、代替医療をエビデンス（根拠）がない非科学的なものだと決めつけており、調べもしないで、わからないものは怪しいと信じ込んでいます。しかし、25年ほど医者を続けてきた実感から、「そういう西洋医学こそ、病気を治していないじゃないか」と感じてしまったのです。

西洋医学の治療は、対処療法であり、ガンや糖尿病などの疾患を根本的に完治できるわけではない。そう思ったとき、西洋医学というのは、世の中にある必要な医療のうちの、ほんの一部だということに気づきました。

たとえば漢方であれば、体全体の調和を重んじ、脈診や問診などで全身の状態を把握して、バランスを整えるという治療を行います。漢方薬は多くの生薬を組み合わせており、さまざまな相乗効果で病を根本から治していきます。

僕は学生時代からひどい鼻炎を患っていて、薬で治療をしていたのですが、これが全然効かない。そこで市販の点鼻薬を使ってみたのですが、一時は症状がよくなったものの、リバウンドで余計に悪化して断念。最後にたどり着いたのが葛根湯《かっこんとう》加《か》川芎《せんきゅう》辛夷《しんい》という漢方でした。これを飲んだら3日で症状が治まり、その後1年飲み続けて鼻炎は完治しました。

先ほど紹介したアーユルヴェーダも、人間全体をひとつとしてとらえ、病気は全体のバランスが崩れたものだという考えから、病気そのものはもちろん、体や心の問題を取り除く治療をします。

僕の治療スタンスは、「患者さんが治れば、なんでもいい」です。西洋医学だろうが代替医療だろうが、これまでにない画期的な治療法が発見されれば、それを取り入れていく。一番は、患者さんを治すこと、それに尽きると思っています。

●体にいいサプリメント、悪いサプリメント

代替医療とは少し話が逸《そ》れますが、絶糖生活を続ける場合に気をつけたいのが、必須栄養素の摂取不足です。とくに、絶糖では果物、芋類、穀物などを避けなくてはならないので、どうしてもビタミン類が不足しがちです。

そんなときは、良質なサプリメントを選ぶことで、栄養素を効率的に摂ることをおすすめします。絶糖しているときは、ビタミンB群、ビタミンC、ビタミンE、葉酸や種々のサプリメントなどが含まれた**「マルチビタミン&ミネラル」**という商品名で呼ばれることが多い

複合サプリがいいでしょう。

ただし、サプリ市場に並ぶ商品は玉石混交です。選ぶときには、パッケージをよく確認し、原材料、栄養素・成分の配合量、栄養素が天然原料由来か・化学合成か、添加物の種類・量をチェックするようにしてください。

サプリを選ぶ際に気をつけたい点を挙げます。

摂取するサプリはそのまま体内で作用するわけではありません。例えば酵素は、経口で摂ったうち、ほとんどは強酸性の胃液で消化、分解され、アミノ酸やペプチド（アミノ酸が複数つながった物質）になります。アミノ酸のサプリをわざわざ摂る人がいますが、普通に肉や魚を食べて得られるアミノ酸で十分です。

コラーゲンのサプリメントも、同様に胃液でアミノ酸に分解され、ほとんどが尿中に排泄されてしまいます。

サプリには、錠剤やカプセルのほか、ゼリーやドリンク剤タイプもあります。これも裏側のパッケージをよくみてほしいのですが、ゼリーやドリンクには味をよくするために糖類が多量に使われていることが多く、この糖が体内でタンパク質と結合するとＡＧＥｓ（終末糖化産物）が生成されて、コラーゲンや血管、細胞を傷つけてしまうので要注意です。

乳製品アレルギーがある人は気をつけてほしいのが、乳糖が使用されているサプリです。アレルギーでなくても、日本人成人の約40パーセントには乳糖不耐症があり、乳糖をうまく消化できずに下痢を起こしてしまいます。

アミノ酸サプリのなかには、なんと原料に中国人の髪の毛が使われている場合があります。これは、アミノ酸サプリは通常、大豆を原料にタンパク質を抽出されますが、髪の毛もタンパク質でできているため、原価を抑えるために使用されることがあるのです。

髪の毛には、体内から排出された水銀やヒ素などの有害重金属が含まれているので、なんとなく気持ち悪いだけでなく、体にとって有害な場合があります。あまりにも安価なサプリは、避ける方が無難です。

おわりに

2015年に世界保健機関が発表した「世界保険統計」では、男女を合わせた日本の平均寿命は2013年時点で84歳。前年に続き世界一となりました。ちなみに、男女別では男性が80歳、女性は87歳です。世界の平均寿命は71歳なので、日本人は世界でトップクラスの長寿ということがいえます。

しかし、平均寿命は上がっているものの、健康上の問題がない状態で日常生活が送れる「健康寿命」は、男性が71歳、女性が74歳と、平均寿命と一致しません。亡くなるまでの数年間、長い人で数十年間は、寝たきりで過ごしたり、介護が必要な状態になってしまうというのが現実です。

これは、病気のまま長生きしているということ。対処療法の技術は向上しているので、とりあえず生きていることが可能になっているのです。

なぜこうなるかというと、現代の人は、**とても老化をしやすい生活を送っている**ことがひとつの原因です。炭水化物を欲求のおもむくままに多食して、それが原因で代謝を下げて体を冷やし、ストレスばかりの生活を送っている。若い人ほど覇気のない顔をして、病気に悩む人も多い。

今の日本は、2人に1人がガンになって、3人に1人がガンで亡くなり、脳梗塞、心筋梗塞で3人に1人が亡くなります。うつ病にかかって仕事に行けなくなる人もたくさんいます。総合病院で勤務していたとき、まるで病気のために生きているかのように、あちこちの科を回って、1日中病院にいる人をたくさん見かけました。

こうして世の中を眺めていると、長生きはできていても、ちっとも幸せには見えません。本来の人間の姿としてはおかしいといわざるをえないのです。

病気や非健康的な生活の原因となっているのが、糖であることは明白です。僕自身、6年ほど前に絶糖を自らの体で実験しはじめるや否や、体重は3カ月で17キロ減りました。筋トレも行って筋肉を増やしていたので、これまでリバウンドしたことはありません。

糖のかたまりであるご飯やスナック菓子を食べたいという欲求に苛《さいな》まれることもなく、逆に余計な糖質を摂ってしまうと、体調が悪くなってしまうほどです。

集中力も上がっていて、もちろん昼食のあとに眠くなることはありません。風邪などの病気になることもなくなり、むしろ気力も上がったように感じています。

今、僕のクリニックには、家族や自分のガン治療のために日本全国から医療関係者が訪ねてきます。なかにはガンの専門医が親や奥さんを治したいと、わざわざ連れてくることもあります。

「日経メディカル」が医師会員2263人を対象に「糖質制限」についてオンラインアンケートを行った調査では、医師の3人に1人は自らが実行しており、過半数の医師が糖質制限を支持すると答えています。病気の治療最前線にいる医師が、自らの健康のためになにを選択しているのか、もうおわかりではないでしょうか。

人間の誰しもが、もっともっと貪欲に健康や楽しみや自由を求めて、思い通りに生きていく権利を持っています。

その当然の権利を享受するお手伝いが、この本でできれば幸いです。

2016年5月

西脇俊二

【資料URL】

日経メディカル　http://medical.nikkeibp.co.jp/

【参考文献】

『5日できっぱりタバコをやめる本』（光文社、林高春著）

『究極の難病完治法』（たま出版、岡崎公彦著）

『サプリメントの正体』（東洋経済新報社、田村忠司著）

■装　　幀……三枝未央
■編集協力……金成泰宏（マスターマインド）
田中智沙
齋藤みゆき
■編　　集……松原健一（実務教育出版）
■ＤＴＰ……㈱キャップス

‖ 著者略歴 ‖

西脇俊二（にしわき　しゅんじ）

ハタイクリニック院長、弘前大学医学部卒業

1991〜1996　国立国際医療センター精神科
1996〜2007　国立秩父学園医務課医長
1992〜2007　国立精神・神経センター精神保健研究所研究員
2007〜　大石記念病院（東京都足立区）
2008〜　皆藤病院（栃木県宇都宮市）
2008〜　金沢大学薬学部非常勤講師
2009〜　ハタイクリニック院長（東京都目黒区）
2010〜　European University Viadrina　非常勤講師
1997年4月〜2007年3月　厚生労働省科学研究費補助金（傷害保険福祉事業）研究分担研究者

＜資格＞
精神科医師、精神保健指定医、認定産業医、日本精神神経学会認定専門医、金沢大学薬学部非常勤講師、European University Viadrina 非常勤講師（ドイツ）、日本アーユルヴェーダ学会上級教師、日本アーユルヴェーダスクール・ライフスタイルカウンセラー、キレーション療法認定医、超高濃度ビタミンC点滴療法認定医

＜テレビドラマ監修＞
『僕の歩く道』（主演　草彅剛）、『パパの涙で子は育つ』（主演　江口洋介、薬師丸ひろ子）、『半落ち』（主演　椎名桔平、風吹ジュン）、『相棒』（主演　水谷豊）、『フリーター、家を買う』（主演　二宮和也）、『ATARU』（主演　中居正広）

＜著書＞
『断糖のすすめ』『人生は0.2秒で変わる—精神医学的に正しい絶対的な力の使い方』『消化力』（ワニブックス）、『ガンが消える！』（ベストセラーズ）、『コミックエッセイ アスペルガー症候群の「そうだったんだ！」がわかる本』（宝島社）ほか多数

難病《なんびょう》を99%治《なお》す技術《ぎじゅつ》

2016年7月10日　初版第1刷発行

著　者　　西脇 俊二
発行者　　小山 隆之
発行所　　株式会社実務教育出版
163-8671 東京都新宿区新宿 1-1-12
電話　03-3355-1812（編集）　03-3355-1951（販売）
振替　00160-0-78270

印刷所　　壮光舎印刷
製本所　　東京美術紙工

ISBN978-4-7889-1182-6 C0047